广州市科技计划资助项目【合同编号:201507020039; 项目名称: 胃肠道: 生命之道(修订再版)】

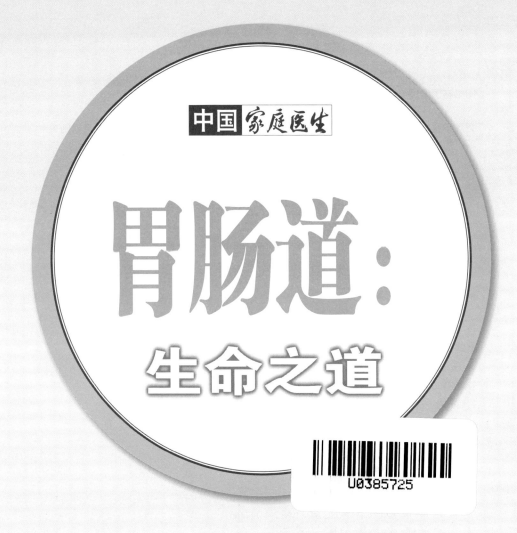

中国家庭医生

胃肠道：
生命之道

U0385725

主　编：汪建平

副主编：周智洋　胡品津　兰　平　任东林　彭俊生　王　磊

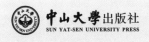
中山大学出版社
SUN YAT-SEN UNIVERSITY PRESS

·广州·

图书在版编目（CIP）数据

胃肠道：生命之道 / 汪建平主编；周智洋，胡品津，兰平，任东林，彭俊生，王磊副主编 . 广州：中山大学出版社，2016.12
ISBN 978-7-306-05923-9

Ⅰ . ①胃… Ⅱ . ①汪… ②周…③胡… ④兰…⑤任… ⑥彭…⑦王… Ⅲ . ① 胃肠病—防治 Ⅳ . ① R57

中国版本图书馆 CIP 数据核字（2016）第 296162 号

WEICHANGDAO SHENGMINGZHIDAO

~~~~~~

出 版 人：徐　劲
策划编辑：邓子华
责任编辑：邓子华
特邀编辑：李连欢
封面插图：陈　媛
封面设计：肖艳辉
装帧设计：肖艳辉
责任校对：谢贞静
出版发行：中山大学出版社
电　　话：编辑部 020 - 84110283，84111996，84111997，84113349
　　　　　发行部 020 - 84111998，84111981，84111160
地　　址：广州市新港西路 135 号
邮　　编：510275　　传真：020 - 84036565
网　　址：http://www.zsup.com.cn　　E-mail: zdcbs@mail.sysu.edu.cn
印 刷 者：佛山市浩文彩色印刷有限公司
规　　格：170mm×210mm　1/24　9 印张　190 千字
版次印次：2016 年 12 月第 1 版　2016 年 12 月第 1 次印刷
定　　价：30.00 元
~~~~~~

如发现本书因印装质量影响阅读，请与出版社发行部联系调换

《胃肠道：生命之道》编委会成员名单

前 言

汪建平 | 中山大学附属第六医院（附属胃肠肛门医院）荣誉院长
中山大学附属第六医院结直肠肛门外科教授
中华医学会结直肠肛肠外科学组组长

　　《胃肠道：生命之道》第一版自 2009 年 8 月出版发行以来，深受广大读者的欢迎，发行量达一万册。近年来，胃肠道疾病各相关学科迅速发展，一些新的检查、诊断和治疗技术与方法不断涌现，广大民众对胃肠道保健知识关注度逐渐增加，我们有必要对《胃肠道：生命之道》进行第二版的修订，以提高人们对胃肠道疾病的认识水平。

　　在《胃肠道：生命之道》第二版的修订中，我们仍以幽默风趣的语言及简明易懂的图例编写，增编了胃肠道保健知识、实用的诊疗方法及真实的案例。

　　对我们来说，这个世界上最重要的是什么？是家庭还是事业？是爱情抑或金钱？可能每个人的答案都不一样。但是无论是物质享受还是精神满足，都离不开一样东西，那就是健康。有了健康，我们才有条件和机会去奋斗、去拼搏、去实现心中的梦想；否则，一切都将化为泡影。

　　"民以食为天。"健康的胃肠道是我们享受美好人生不可或缺的。保护好胃肠功能，及时发现影响胃肠健康的不良因素，捕捉可能造成胃肠道严重疾病的警报信号，是每个人都必须重视的。

　　本书围绕胃肠道常见的健康问题和病种，以平实、幽默的语言,生动的图例,对胃肠道健康知识和常见疾病进行描述和解释,让人们既明白胃肠道亚健康状态和疾病发生、发展的原因,又对预防和临床有一定的认识,破除恐疾恐癌心理,维护我们的胃肠道,享受人生。

关于胃肠道,你到底了解多少?

一坨便便,人们认为它很脏,但它却能告诉我们胃肠道的基本状况。你知道便秘、拉稀、黑色便、白色便、长条便、羊粪便等一些我们不曾注意的细节,到底能反映怎样的健康状况?

一个响屁,经常让人掩鼻,但它也并非一无是处。有时候,一个屁会价值千金;而有时候,一个屁能提示我们身患重疾,或宣告我们的身体转入康复。

我们的胃肠道是人体内最大的微生态世界,这个世界里的菌群有好有坏,如果我们不小心纵容了坏菌群,肠胃就会替我们吞下恶果。此外,有些人还在不停地滥用药物去镇压这个微生态世界,去杀灭对身体有益的菌群。

胃肠道经常会因劳累过度而生病,我们如何应对这些胃肠道疾病? 我们应该采取哪些措施来预防胃肠道陷入困境? 我们怎样在消化道癌症处于萌芽状态时就发现? 这本书都将娓娓道来。

毫不夸张地说,胃肠道是健康的源泉。常被我们忽视的胃肠道,恰恰是我们的生命之道!

因为专注,所以专业。本书编者均为从事胃肠道临床专业的医生,在这条崎岖曲折的生命之道上耕耘了多年。希望通过这本科普读物,帮助人们建立正确的胃肠保健和胃肠肿瘤防治新观念,重视胃肠道,重视生命之源。

2016年10月

目录 CONTENTS

1

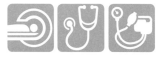

目录 CONTENTS

3

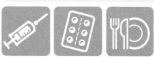

目录 CONTENTS

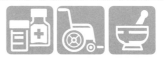

目录 CONTENTS

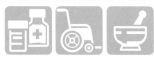

目录 CONTENTS

Part 1

神奇的胃肠世界

带你一起了解胃肠道的秘密

① 肠内世界里的风土人情

胃肠道的地理常识

人是铁饭是钢,一顿不吃饿得慌。吃了饭人才有力气做事情,饭往嘴里一塞,不经意之间就转化成能量供我们使用,这是为什么呢?这里面最大的功臣就是我们的胃肠道。说白了,胃肠道就是人体内的加工厂,水、食物、药物等东西进了胃肠道,就会被分割成比原来体积小得多的物质,再经过胃肠道自身的消化酶的作用,变成人体能吸收的小分子,最后被覆盖在胃肠道上的血管吸收,这才能为身体所用。

人体器官太多了,缺了哪个都不行,可是也得民主一些,也要遵守按劳分配原则。胃肠道直接关系到人体各个器官组织的饥饱,属于民生问题,人体能不能实现温饱、自给自足,甚至奔向小康,还得看胃肠道的脸色。这么重要的职务,当然要分到身体最好的一块地皮,不然罢起工来哪个器官都得断粮。就这样,胃肠道争取到人体"市中心"最好的一块"地皮"——腹部,这里可算是交通发达,设施齐全,肝、肾、脾都在周围。

胃肠道分到一块好地当然高兴,可是腹部就这么大一块地方,也不能让胃肠道都占了,要不然这人还不真成了"饭桶"?说起来,胃肠道的形状就像头粗尾巴细的一根绳子,只不过这根绳子是空心的。成人的胃肠道加在一起的长度在 7 米左右,可是正常人超过 2 米高的都比较少见了,而腹部只是人体的一部分,哪有那么大一块长条地方给又细又长的胃肠道？所以，只好委屈一下，把肠道里的小肠和大肠每隔一段就曲折一下，这样一来，腹部就能装下了。

虽然胃肠道很曲折，却不会影响到它的消化功能。胃被称作"水谷之海"，就像人体里的内海一样，上接食道，下通十二指肠，是个"无底洞"。它在人的一生中要接纳水和食物几百吨，冷热粗精、酸甜苦辣都能拿下。而肠道就像一条曲折的运河，在食物、水等通过胃流向这条运河之后，其中能源物质、维生素、水等有用的物质就会被"泵"上来，随后进入血液供全身使用，而其他一些残渣和部分水分就会形成粪便经过"入海口"——直肠排到体外。

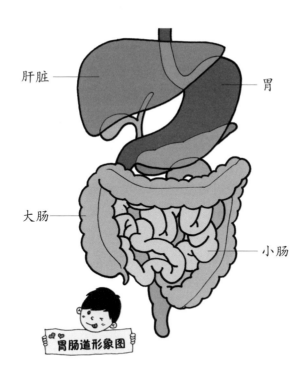

肝脏

胃

大肠

小肠

胃肠道形象图

肠道——腹腔里的"九曲十八弯"

我们从前文知道,人体的肠道特别是小肠,经过前后上下左右几番曲折之后才能装进腹部。可是这样就有个疑问了:这些肠子乱七八糟往腹部一堆,人走起路来还不把肠子墩成一坨? 一天两天还行,时间长了那还不搅到一块,一不小心肠子就得堵住? 这点请放心,虽然肠子里的交通状况不大好,可是规划得还不错,绝不会出现两根肠子拧在一起这种情况。为什么呢? 这是因为肠子的每一段都有"绳索"使其稳固在固定的位置上,这些"绳索"就是肠系膜。这些肠系膜将肠道固定住,使它们形成腹部内纷杂交错的"山路",这条九曲十八弯的山路只有一个入口和一个出口,整条路段从前到后分成十二指肠、小肠、大肠、直肠,最后连接出口——肛门。

当食物进入肠道后,并不是像我们想象那样因为重力作用沉到最低点后就不再前行了,为了能够使食物继续向前运动,肠道通过由前向后的收缩产生一股推力,将食物从十二指肠慢慢推向下一段肠道,也就是肠道的蠕动。肠内容物由十二指肠向大肠的推送主要由小肠的蠕动来完成。当食物被推送到大肠后,大肠还有一种进行很快、移行很远的强烈蠕动,每日可发生 2~3 次,运动从结肠始端起,经大肠直达直肠,这种运动称为集团运动。直肠被集团运动推进来的内容物所充胀,于是引起便意。

除了使食物前行的蠕动外,肠道还有另外一种运动——混合运动,它的主要作用是使食物与消化液充分混合,并使食物不断地翻搅,这样,食物就能充分地与肠道内表面——肠黏膜接触,增加食物的吸收。

由此看来,肠道就是架在腹部内高空中的一条慢车道,它除了可以从来往的车辆中将有用的物质吸收,同时也让那些没有营养价值的空车——食物残渣通过肠道的交通管制移出体外。

会思考的内脏

　　帮助我们消化食物的胃肠道在腹腔里,让我们能够体验喜怒哀乐的情绪产生在大脑里,胃肠道和人的情绪本应该是风马牛不相及,各自干各自的活,谁也甭招惹谁。可事实并非如此,胃肠道似乎有独特的"第六感",能精确地感受到我们的情绪变化,被称为"会思考的内脏"。

　　见到可口的点心时,胃就开始活动,开始产生了饥饿感;伤心的时候,胃肠道也跟着心情不畅,胃口差,吃两口就死活吃不下了;紧张的时候,比如遇上考试,总有些人会拉稀,肚子隐痛;脾气大的人情绪波动大,动不动就气的"肝"疼,这类人患有胃癌的概率远大于每天都心情舒畅的人;还有一种恋爱综合征,在恋爱关系尚未确定之前,总是左顾右盼,吃不下饭。

　　这些胃肠道敏感的"情绪",不是因为还有一颗脑袋长在胃肠道上,而是我们的胃肠道与大脑之间有着不可分割的联系,这就是数以万计的神经纤维覆盖在胃肠道上,而它们中的大多数是受大脑控制的。当大脑体验到喜怒哀乐的时候,它就会通过一些神经通路来支配胃肠道的活动。这些支配肠胃的神经被称为自主神经外来神经系统,包括交感神经和副交感神经,其中副交感神经对消化功能的影响较大。

　　其实,支配消化道的神经除了有大脑支配的自主神经外来神经系统,还有位于消化管壁内的壁内神经丛组成的内在神经系统。内在神经系统又称肠神经系统,能感受胃肠道内化学、机械和温度等刺激,还能支配胃肠道平滑肌、腺体和血管。当食物刺激消化管壁时,胃肠道不需要大脑中枢参与就可以通过内在神经系统完成局部的消化反射。

胃肠道的供血

很多人都有过这样的体会：吃过饭就犯困。特别是吃完早餐，油条豆浆一下肚，隔了不多长时间，上下眼皮就开始打架。这不是因为早晨没睡醒，而是另有科学依据。原来，在吃过饭之后，食物便从食管进入胃肠道，由于食物团的机械刺激，胃肠道开始紧张地工作起来。

不过光靠胃肠道加班加点可不行，胃肠道就像一个生产部门，原料进来之后被生产成半成品，总堆在消化道里也不是回事儿啊，还需要运输部门运出去。于是，胃肠道将食物的刺激信号通过神经传输给大脑和消化道壁内神经丛，它们共同刺激覆盖在胃肠道的血管丛，这

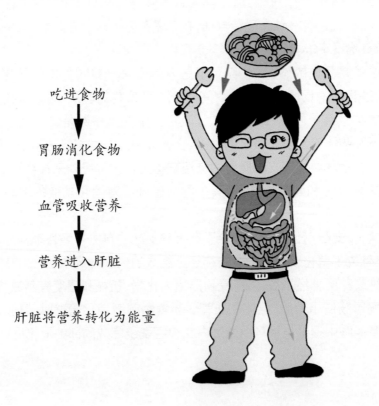

吃进食物

↓

胃肠消化食物

↓

血管吸收营养

↓

营养进入肝脏

↓

肝脏将营养转化为能量

些血管奉命活跃了起来,血管扩张、血流加快,而且全身也加强对胃肠的供血,血液向胃肠集中,对脑部的供血自然就减少了,所以这时候人才会犯困。

胃肠内的毛细血管承载了食物的营养之后,汇流成一条条相对大的血管,最后通过更大的脉管进入肝脏,完成自己的使命。

由此看来,整个胃肠道的消化、吸收都需要充足的血液供应,分布在胃肠、肝、胰、脾的血管和血流共同组成了内脏循环,在平时,它的血流量占了心脏输出总量的近1/4。特别是小肠内直接负责吸收的毛细血管,当我们吃饱饭的时候,它被供应的血流量甚至增加至平时的8倍以上。

所以,吃了饭才有力气干活的真实原因就是:吃进食物→胃肠对食物进行消化→胃肠血管扩张,积极吸收营养物质→血管汇流后经大血管进入肝脏→肝脏将营养物质转化为能量物质供身体使用。

消化腺,帮助消化的无名英雄

胃肠道之所以能够很快地消化食物,光靠胃肠蠕动使食物来回翻滚是远远不够的,还要依靠一些帮手,帮手数量虽然不多,但是却可以使消化的速度提高成千上万倍。这些帮手就是消化腺,它们会分泌不同的消化液,里面含有其关键作用的消化酶。这些消化液各显神通,有的可以将食物分解成细小的颗粒,这样更有利于吸收;还有的会通过化学作用使食物变性,变成人体可吸收的物质。

胃肠道内分泌消化液的腺体很多,包括大、小两种。大消化腺有肝和胰;小消化腺则位于消化管壁内,如胃腺和肠腺等。

胃腺是重要的消化腺之一,遍布于胃壁的胃黏膜内。成年人每天通过胃腺分泌胃液可达1.5~2.0升,是人体里最酸的液体。它能促进蛋白质分解,以利于被小肠消化吸收。胃酸还可杀死一些入胃的细菌,

胃肠道：生命之道

所以我们每天吃进肚子里数以万计的细菌都不会轻易得病。胃的消化能力极强。科学家做过这样一次有趣的实验，把一只活青蛙放进狗胃里，6小时后，青蛙就被消化得无影无踪，这也是胃液的功劳。

　　小肠有两种腺体——十二指肠腺和肠腺，前者分泌碱性液体，可保护十二指肠黏膜免受胃酸侵蚀；后者分泌一种酶，有利于蛋白质消

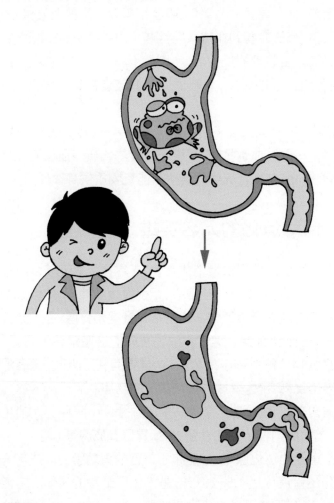

化。大肠腺位于大肠内,能分泌大肠液,它的主要功能是保护肠黏膜和润滑粪便,如果大肠功能紊乱了,大肠腺一罢工,就等着遭受便秘之苦吧。

肝脏是人体最大的消化腺,胆汁就是肝细胞分泌的,经胆道排入十二指肠。当肝脏患病后,可引起胆汁分泌减少,而胆汁主要是消化脂肪类食物的,所以肝病病人常有厌油腻食物等症状。

胰腺是仅次于肝脏的人体第二大消化腺。它含有众多的腺泡,能分泌胰液,帮助消化淀粉、脂肪和蛋白质。

这些不引人注目的消化腺,是人体的"无名英雄",它们无声无息默默地"埋头苦干",进行着繁重的消化工作,每天分泌的消化液共达 8.2 升!没有它们,食物就不能在体内转化为人体生命活动所需的各种营养素,人体就不能生存,所以应该为劳苦功高的消化腺记上一大功。

2

胃肠道的分工

胃的自述

　　人体的消化道中有一个贮存食物的膨大部分,呈囊状,这就是俺。俺叫胃,俺的名字不怎么样,是那个自封为"人体皇帝"的大脑给起的。人们都以为俺只是个酒囊饭袋,其实俺的作用可多了,这么说吧,没有俺,你一天得吃六餐才行,而且,你还得上六次厕所去大便,可能这边还没等拉完,肚子就又咕咕叫饿了。

　　说起对人体的贡献,不谦虚地说,俺就是有才,功劳不是吹出来的,这里说几个大家给起的外号。

　　有人叫俺"弹性仓库",是因为俺伸缩性很强,犹如能吹胀的气球。在不吃饭时,俺的容量仅 50 毫升或更少,进食后可扩大数十倍。俺在人体内是不定型的,连续饿上几天,俺可能极度收缩成管状,要是吃多撑着了,就会高度充盈甚至抵到脐部以下。

　　俺的第二个外号是"食品搅拌机",俺能将食物和胃液充分混合,并进行充分搅拌和粉碎,直至食物成为容易被小肠吸收的半流质混合物,并逐渐分量地将食糜推向十二指肠。

　　俺是通过自己的蠕动来进行搅拌的,通常是"一波未平、一波又起",频率约每分钟 3 次。食物在俺这逗留的时间,都不尽相同,水只停留 2~3 分钟,碳水化合物 2 小时左右,蛋白质留的时间较长,脂肪迟迟不愿离去。一般进餐食物是丰富多样的,要 4~5 小时才排空,所以一日三餐为宜。

俺饿的时候也会强烈收缩,残存在胃里的少许液体和气体就被来回驱赶,并发出"咕噜噜"的鸣叫,它提示,肚子里唱空城计了。如果超过半小时还不进食,反应会逐渐减弱,也就是日常所说的"饿过头反倒没啥感觉了"。

俺还被叫做"制酸车间",因为俺可分泌大量带有酸味的胃液,它的主要成分是盐酸,据试验,俺一周内分泌的酸,足以把一张普通的餐桌烧出一个大窟窿。盐酸不仅能激活胃蛋白酶原,还能杀灭入胃的病菌。暑天大量喝水,冲淡胃液,加之吃不洁生冷食物,容易发生腹泻。爱用汤水泡饭吃的习惯有害无益。

有人问了,你说你既然能消化肉类,可你自己也是肉,有一天把自己消化了咋办? 其实,俺除了分泌胃酸,还会分泌一种胶冻样黏液,它好像机器的油封,涂于黏膜表面,作为有效的屏障,保护俺免遭损害。但在某些情况下会"大水冲了龙王庙",俺的黏膜局部会被腐蚀成凹下去的圆形疮面,这就是消化性溃疡,又称胃溃疡。

当主人吃东西不注意或饮酒太多时,俺的清理办法是呕吐。这是脑子发出的信号,引起腹部和胸部肌肉收缩来挤压俺,并引起俺自己的收缩,然后,食道下部的贲门的瓣膜打开了,剩下的就是你知道的情况了。

俺虽然挺牛的,但是俺也很容易得病,胃炎、胃溃疡、胃癌,哪个都不是好惹的,所以还得请各位"高抬贵口",好好对俺,俺就心满意足了。

小肠——能量生产车间

很多人对小肠总是存在一种误解,认为小肠不过是大便从人体排到体外所经历的一段"隧道",甚至荒唐地认为大便就是身体分泌出来的"有毒物质",从来不思考大便是怎么产生出来的。实际上,小肠和心、肝、脾、肺、肾一样,对我们极其重要。

如果没有小肠，咽下去的饭菜就会从胃里扑通一声直接掉到大肠，然后因为惯性飞出体外。所有的食物都和泥土一样，对身体没有半点好处，因为食物里的营养无法被吸收到体内。这样的话，我们从出生开始就要每天都输液，学校、办公室、出租车内、麻将桌上都得挂着装着各种营养液的瓶子，路上到处可见举着吊瓶的行人……

小肠就是这么重要！它为我们的生活提供了太多的方便！

小肠在体内并不是一根粗细一致的细管，它由十二指肠、空肠和回肠三部分组成，有4~6米长，正是因为小肠有足够的长度，才能对食物进行有效的消化。在医院的胃肠科里，时常会看到有人因为手术切掉了大部分小肠，因而营养吸收不足，所以这些病人常常被饿得面黄肌瘦。

十二指肠位于胃与空肠之间，有一个解剖学家在解剖尸体时，用手指当尺子丈量，当时测量此部分长度恰好十二个手指宽，便把这段肠子叫做十二指肠。虽然只有十二个手指宽，它的作用却非常大。

胃就像储存原料的一个仓库，空肠和回肠则是进行消化吸收的生产车间，而十二指肠是食物由"仓库"到"生产车间"的一个过渡。

成人十二指肠的长度为20~25厘米，在运输食物的同时，它还接受来自胰腺的胰液和来自肝脏的胆汁，并将它们混合在食物中。胰液含有多种酶，能够帮助肠道消化植物中的淀粉、脂肪及蛋白质，如果没有胰液的帮助，我们就算吃多少东西也吃不饱。胆汁也是个厉害的角色，它能使很大块的脂肪分解成脂肪颗粒，这样就极大地增强了肠道对脂肪的消化吸收。另外，粪便的颜色也是胆汁染黄的，如果某种疾病导致胆汁无法分泌，那我们吃进去的食物是什么颜色，拉出来的便便也就是什么颜色。

十二指肠之后，就是真正对食物进行消化吸收的空肠和回肠。

空肠的意思是"空的肠子"，因为空肠吸收消化能力强，蠕动快，食物很快被排空。空肠之后就是回肠，它们之间几乎没有明显的分界。

空肠和回肠是进行消化吸收的最重要的"车间",我们吃进去的米面、植物油、肉类、蔬菜、水果里的大部分营养物质在这里被吸收,我们喝进去的水也大部分被小肠吸收,剩下一小部分被大肠吸收。

经过了胃的搅动,食物到了空肠和回肠时被混合成一团,并不时地翻滚,充分与肠道表面接触。经过 3~8 小时的旅程后,食物慢慢变成粪便,随后进入另一段肠道——大肠。

盲肠边缘的"蠕虫"——阑尾

今天,阑尾已经是我们比较熟悉的一种器官,我们身边的不少人都被它折磨过,当我们右下腹疼痛难忍时,首先被怀疑的就是阑尾炎。

但你知道吗? 在过去漫长的年代里,阑尾炎也曾像今天的癌症一样夺去了无数人的生命。

那时,医生们谁都不知道这种病,不知道阑尾炎穿孔之后会造成腹腔脓肿和腹膜炎,更不知道只要简单地把阑尾切除就能治愈该症了。

其实,早在公元 5 世纪,在古埃及人存放木乃伊的内脏的坛子里,就有关于阑尾炎的记载。而确切的图文描记,还要归功于 1492 年大画家达·芬奇的解剖图。

1561 年,意大利的解剖学家法罗皮奥第一次把阑尾比作一条蠕虫,并取名"盲肠",直到 18 世纪初叶,人们才把"蠕虫状的盲肠"称之为"阑尾"。

1870 年,哈佛医科学校的菲兹教授研究了几百名腹部患病的病人,继而第一个提出了"阑尾炎"这一医学术语。

现在,让我们看看阑尾的真实面目。

其实,阑尾也是一段肠管,位于腹部的右下方,与盲肠相通,可是远端却是封口的。所以,阑尾几乎不能吸收营养物质,一旦食物误打误撞进到阑尾里，非但不会被吸收，还会引起阑尾发炎，引起腹部的剧痛。

阑尾长7~9厘米，直径约0.5厘米，又细又小，人类慢慢进化之后，阑尾也慢慢变成一种退化器官。与人类相比，食草动物阑尾却很发达。

阑尾也不是一无是处，成人身上的阑尾主要与免疫功能有关。人出生后不久，一些淋巴组织便开始在阑尾中聚积，在20岁左右达到

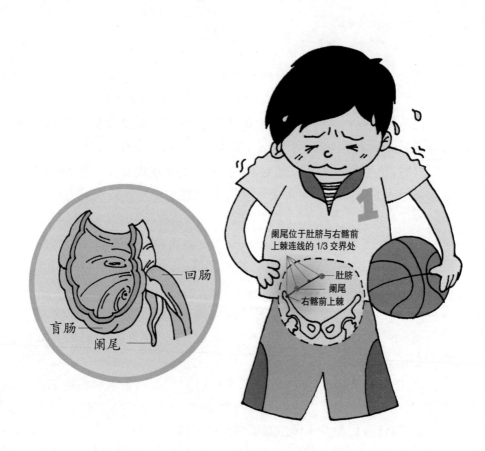

回肠

盲肠

阑尾

阑尾位于肚脐与右髂前上棘连线的1/3交界处

肚脐
阑尾
右髂前上棘

高峰，并在 60 岁后消失殆尽。阑尾还能促进一些抵抗疾病的抗体和免疫细胞的生成。

阑尾具有分泌细胞，能分泌多种消化酶，以及帮助肠管蠕动，甚至能分泌与生长有关的激素等。

当我们腹部疼痛时，如何自己判断是否得了阑尾炎呢？这里教大家一招：如上图所示，将肚脐和右髂前上棘的连线分成 3 段相等的距离，找到靠近右髂前上棘处的 1/3 交界点（麦氏点），当急性阑尾炎时用手指按压此处会有明显的压痛，突然放开的一刹那更痛（反跳痛）。

加工大便的大肠

大肠是继小肠之后另外一段重要的肠道，它的长度远短于小肠，长约 1.5 米，可是大肠却比小肠粗很多。大肠在空、回肠的周围形成一个方框，从前到后分为盲肠、结肠和直肠三段。

大肠的吸收功能也不如小肠，当小肠里的内容物进入到大肠之后，其中的水、盐和维生素等可以被大肠吸收。大肠干的最多的就是脏活累活——为大便做"美容"、搬运大便，另外，屁也是在大肠里产生的。

大便在小肠末端时，还是未成熟的大便，含水分和电解质较多，外表也不够漂亮，稀稀的，颜色偏淡。这些原始大便要想进到盲肠，必须经过一扇只能出不能进的门——回盲瓣，这扇门可以阻止进入到大肠的大便又回到小肠。

当未成熟的大便来到大肠后，其中大部分的水分和盐分会被大肠吸收，并被藏在大肠内的细菌分解，于是，被细菌分解的原始大便和肠黏膜的分泌物、脱落的肠上皮细胞及大量的细菌一起组成终极大便。

可是终极大便自己没长腿，不可能自己移动到肛门处，这些终极大便是怎样被移动到肛门的呢？这得归功于大肠的另外一个作用：搬运大便。大肠有两种搬运的办法,第一种是混合运动,但其频率较慢,这与大肠主要是吸收水分和暂时贮存粪便的功能相适应。大肠的另一运动形式称为集团运动,这是一种进行很快且移行很远的强烈蠕动。这种运动每日发生 3~4 次,通常发生于饭后。集团运动常自横结肠开始,可将一部分大肠内容物一直推送到结肠下端,甚至推入直肠,引起便意。

当终极大便被搬运到直肠之后,便会刺激直肠,直肠刺激直接传到大脑,于是我们便有了想排便的冲动。

通常情况下,我们有了便意就应该去排便,否则就会让我们渐渐对到达直肠处的大便没有感觉,大便在大肠中停留过久,会因过多的水分被吸收而变得干硬,结果不易排出,这是产生便秘的最常见的原因之一。

肛门的三个作用

肛门,是人体的一种器官,只有一个,连接肠道,开口于臀部之间。

小小的肛门也有一些特殊的情况,有时,妇产科医生在接生婴儿的时候,会发现有个别婴儿没有肛门。

而在直肠癌病人中,医生为了避免癌症细胞在病人体内扩散,常常切掉病人的直肠,并在腹部重新造出一个人工肛门,便于病人排便。

肛门有三个重要的作用:

(1)释放出人体肠道中的废气,即排气。

(2)清理出人体肠道中的废物,即排泄。

(3)把大便夹断。

排气,俗称放屁,肛门通常能分辨出来到肛门处的到底是屁还是大便。肛门还能大致掌控屁的长度和响度。

排泄大便是肛门的本职工作。大便到达关口时,肛门通常会为我们"抵挡"一阵,等我们找好位置脱下裤子后才对大便"放行"。如果我们对肛门的"呼救"置之不理,后果就是肛门被"攻陷",这种情况常出现在孩子身上。成人对肛门的控制是很在行的,有时有了便意,因为在忙些自认为比排便更重要的事情,比如开会和睡觉,从而让大便在大肠内耽搁过久,大便的水分被大肠吸干,变得干硬,就形成了便秘。长时间的便秘,会让肛门受到创伤,形成痔疮。

肛门还有一项特殊功能,就是将大便夹断。这并不是我们的肛门过于顽皮,故意将大便夹成几节,而是一种肛门的排便反应。通过腹腔的部分肌肉和肛门括约肌的配合,大肠里的大便就会一段一段地被排放出来。

当我们不排便时可以进行提肛运动,可以防治脱肛、痔疮,还会增强男性性功能,有利于改善阳痿、早泄,对遗尿和尿频等疾病也有一定疗效。

③ 肠内的细菌部落

正常菌群就是一个细菌部落酋长国

在我们的体内，生存着数目庞大的细菌，但它们并非同一"种族"，大约有 1000 多种细菌把人体当成了家园。它们生活在人身体的体表及其与外界相通的腔道，如口、鼻、咽、肠道及泌尿生殖道等部位。

我们常常误认为细菌就会让我们生病，实际上，绝大多数的细菌是不会对我们发动攻击的。在我们人体内，多数种类的细菌都是好细菌，不会引起我们生病，是保卫人体的"好细菌部落"，对我们的身体有益无害。还有一小部分细菌是"坏细菌部落"，当它们的数量增多时，就有可能引起我们生病。

"好细菌部落"和"坏细菌部落"共同组成了人体内的正常菌群，组成了名副其实的"细菌酋长国"。正常情况下，"好细菌部落"比"坏细菌部落"的人口要多很多，当它们相安无事地相处的时候，不会引起我们的疾病。

婴儿出生一两天后，随着吃奶、喝水，一些细菌趁机进入体内，到肠道内"安家落户"，成为人体的终身"伴侣"。在婴儿时期，肠道内充满了双歧杆菌、乳杆菌、大肠杆菌等细菌，细菌种类达 100 多种，约 10^6 亿个。其中对身体有益的双歧杆菌比大肠杆菌多 1000 倍，约有 10^3 亿个。

当我们身体情况良好时，"好细菌部落"比"坏细菌部落"的数目多。它们相互依存、相互制约，部落之间人口比例相对固定，处于相对平衡状态,构成体内最大的微生态环境,成为维护人体健康的天然防线。当一些少量外来的致病菌来到肠道后,因为吃的东西被正常菌群抢光,没有办法生存,常常无法进行大量繁殖,也就无法引起人体生病了。

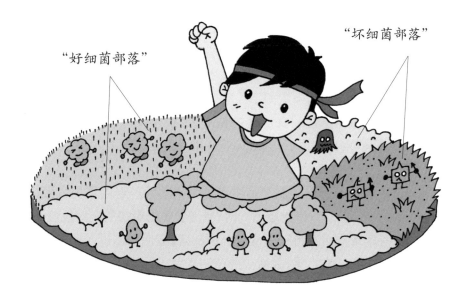

"好细菌部落"

"坏细菌部落"

正常菌群的伟大贡献

肠道的正常菌群虽然对人体无害,但是也不好意思光在肠道白吃白喝不干活。各个菌群部落的酋长在一起开个会议,议定出数条有建设性的条款,决定和肠道友好合作、互惠互利。条款如下:

A:甲方肠道,允许细菌酋长国长期在肠道内生存,并有义务提供相应的食物。

B:乙方正常菌群部落,在正常情况下,菌群部落保持相对的和谐统一,减少不和谐的声音,当致病菌增多时,正常菌群有义务做出反应,减少致病菌数量,尽力避免战事发生。另外,正常菌群还得向肠道提供相应的援助。援助条款如下:

(1)正常肠道菌群应只在肠道内黏附、定植和繁殖,形成一层菌膜屏障。通过菌群自身的调节功能,抑制并排斥过路菌群的入侵和群集。另外,肠道菌群不得随意到人体其他部位定居。

(2)正常肠道菌群需要刺激宿主产生免疫功能。当菌群内的致病菌的大量同族亲戚从口来到肠道内时,肠道会做出最快的应对反应。

(3)要有排毒作用。特别是双歧杆菌部落,应使肠道过多的革兰氏阴性杆菌下降到正常水平,并减少肠道对革兰氏阴性杆菌产生毒素的吸收。

(4)抗肿瘤作用,双歧杆菌部落和乳酸菌部落要阻止食物中致癌物质亚硝胺的合成,预防消化道癌症。

(5)双歧杆菌部落、乳酸杆菌部落等能合成多种人体生长发育必需的维生素、氨基酸,同时还能促进铁、镁、锌等矿物元素的吸收,所以这几个部落应尽力配合肠道的消化作业。

(6)酋长国应该选出警察维持秩序,将一些能产生丁酸、醋酸等抗菌物质的细菌调动起来,抑制有害细菌的生长繁殖。

(7)乳杆菌部落能够分泌的大量乳酸,在闲暇时,要帮助加快肠道蠕动,促使粪便排出体外,减少有害毒素对肠壁的刺激,这样有利于防止大肠癌的发生。

菌群失调——细菌部落战火席卷肠道

在肠道内,尽管各个菌群部落共同组成了菌群酋长国,并与人体达成互惠互利的外交原则,但是由于菌群种类众多,各个种群之间的"文化差异"太大,粥少僧多,时常会发生战争。但它们并不会针锋相对大干一场,它们的作战手段是拼命地繁殖自己的部落成员,这样可以争取到更多的"食物"。当各个菌群部落在人口上比例被破坏,并已经影响到肠道健康时,就称为菌群失调。

不仅仅是肠道内菌群内战会引起菌群失调,多数情况下,肠道内的菌群失调是外部原因造成的。

当肠道内菌群失调时,各部落的人口会发生很大变化。有时候,好菌群部落的人口数大幅下降,而坏菌群部落人口大幅上升,菌群的平衡被打破,好细菌无法阻挡坏菌群进攻肠道,病人会产生腹痛、腹泻、消化不良等症状。还有些时候,外来路过菌群来到肠道,它们本身不在肠道里安家,是由于病人病从口入或者腹腔手术时被感染而来到肠道。这些路过菌群装备精良,它们不仅会破坏原住菌群的人口平衡,还可能对人体肠道进行大肆破坏,这时就会引起肠道疾病。

有时候,过度使用抗生素还会让肠道好细菌和坏细菌数量同时减少,肠道失了正常菌群的天然屏障,一样会得病。

你看,肠道内微生物环境对人体健康是何等的重要啊!

于是,科学家提出了"肠道年龄"的新概念。

肠道年龄,实际上就是随着生理年龄的增长,肠道内菌群分布发生的变化,它可以帮助我们了解自己的体质状况。

我们每个人的肠道年龄和自己的真实年龄并不是完全匹配的。有些正值花季的少女,有时因为节食、减肥、挑食等原因造成肠道菌群老化,如按肠道年龄推断却有 60 岁。而有些八九十岁的老人因为生活习惯非常健康,按肠道年龄算,他们的身体比真实年龄要低十几岁!

菌群失调让我们染上多种疾病

一个健康的肠道是和有益的肠道菌群密不可分的。在健康条件下,肠内菌群中的有益菌占优势,其代表如双歧杆菌、乳杆菌等。如果肠道菌群失调,好细菌和坏细菌的比例常会发生很大变化,坏细菌会乘机大量繁殖。

事实上,好细菌减少和坏细菌增多都会引起肠道疾病。

当肠道内有益菌群如乳酸杆菌和双歧杆菌减少了,大肠杆菌及腐败性细菌等便会大肆生长繁殖,产生有害毒素。肠道内硫化氢、氨、酚、靛基质等有毒物质增多,被吸收入血液后,会对心、脑、肝、肾等重要脏器造成危害,引发多种疾病,使人体过早衰老。这就是“自身中毒”学说!

不仅如此,当我们始终处于菌群失调的状况时,肠道内的免疫功能就会下降很多,我们很容易患有肠炎,时常动不动就拉肚子,有时还会出现消化不良、身体瘦弱,如果发生在孩子身上,会很大程度耽误孩子的生长发育。

菌群失调严重者,还会患上葡萄球菌性肠炎、肠道白色念珠菌病,甚至真菌性败血症。

如果经常吃过多的高蛋白及高脂肪食物,可促使胆汁排出增加,某些细菌将胆汁部分转化为二级胆汁酸,这些胆汁酸是一种致癌物质,会和其他致癌物质共同刺激肠壁,易引发大肠癌。在平时菌群正常时,这些坏细菌数量少得可怜,没有能力去转化胆汁。可一旦菌群失调时,这些细菌会乘机繁殖,使我们患肠道癌症的机会大增。

菌群失调还会引起便秘。正常粪便含 70%~80% 的水分, 这些水分的保持就得益于肠内菌群的附着和存在。所以维持身体的健康,保持肠内有益菌占优势是十分必要的。如果在肠道中没有肠道菌群(比如吃了抗生素把肠道菌群大部分都杀死了),粪便中也就没有了菌群和水分的完美结合, 粪便又干又硬,便秘就在所难免了。

谁是菌群失调的幕后指使

如果肠道菌群失调,自己可能会便秘、拉稀,还可能患上平时不会得的严重的肠道感染性疾病,得癌症的机会也增加了,我们已经知道了这个道理。可是,一向团结的肠道细菌部落之间,怎么会发出不和谐的声音? 这背后到底是谁在捣鬼?

引起肠道菌群失调的原因很多,其中婴幼儿发病为成人的 3~10 倍。

维生素缺乏、长期卧病在床的病人因为营养障碍、身体免疫力下降,常会导致菌群失调。

急性感染也会引起菌群失调。

另外,长期使用激素治疗也是肠道菌群失调症的发病诱因。

当我们身体被大面积烧伤后,也常会引起肠道菌群失调。

对我们来说,最常见也最容易发生的就是长期使用广谱抗生素而破坏了肠道菌群的平衡。

我们很多人都有这样的误解,认为得了肺炎、感冒、鼻炎等病就要大量使用抗生素。可是抗生素不但能杀死坏细菌,也能杀死好细菌;既能抑制敏感的细菌,又能使对抗生素不敏感的细菌大量繁殖,以致坏细菌更加猖獗。

当我们兴高采烈地迎接抗生素的时候,这些抗生素经常会趁我们不注意照着我们的后腰来上一脚,我们甚至不知道为什么肺炎治好了,便秘、拉稀却来了。

对正常人来说,预防菌群失调症的关键在于合理使用抗生素,避免滥用或长期使用,可用可不用的时候就不用抗生素,可用窄谱抗生素则不用广谱抗生素。对年老体弱、患有慢性消耗性疾病者,使用抗生素或者激素时,要严格掌握。

最好的方法是作药物敏感试验,比如得肺炎的时候,不要随便抓一把药就往嘴里塞,医生们应该提取病人的一部分痰液,检查里面哪种病菌在活跃,然后选择针对它的抗生素。

还可以在用抗生素的同时,口服乳酶生、B族维生素及维生素 C,以防肠道菌群失调。

④

肠道的主要贡献

贡献一：帮助我们吸收必需营养

有了胃肠道，我们可以遍尝美食而不怕被撑死；可以用这种最自然、最科学的方式为身体摄取能量；可以为约会找到一个好理由……

胃肠道，是我们生命中最宝贵的朋友。

我们离不开胃肠，不仅是因为它可以为我们提供必需的能量和水，还会帮我们从食物中摄取大量的其他营养素，这些营养素对身体一样很重要。总之，胃肠道就是我们身体里的内置电源，这个电源虽然不是锂电的，但每天也要"充上三次电"，还要时不时给点水分。说到底，胃肠道到底能帮我们摄取那些营养呢？

其实，这些营养素并不稀奇，几乎都存在于我们每天吃的饭菜里，其中最重要的有以下几种。

(1)蛋白质：如各种禽畜肉蛋、水产品、豆类制品。

(2)脂肪：主要是动植物油。

(3)碳水化合物：包括粮食、糖类。

(4)维生素：包括维生素 A、B_1、B_2、B_6、B_{12}、C、E、A、D、K 等，存在于各种蔬菜、水果、食物中。

(5)矿物质：包括钾、钠、氯、钙、镁、铜、铁、锌、硒、碘、氟等，存在于各种粮食、蔬菜、水果之中。

(6)纤维素：存在于蔬菜、水果、粗粮之中。

各种营养在人体内起着不同的作用。

蛋白质会参与人体细胞的构成；糖和脂肪可以给人体提供正常活动能量；维生素是人体辅酶的主要成分，很多人体细胞的代谢都离不开它们；纤维素可以增强胃肠蠕动，帮助排便。

矿物质及微量元素会为人体提供各种元素，维持人体正常生理活动。比如碘参与甲状腺素的合成；铁参与血红蛋白的合成；钙参与骨的组成；

当肠道出现问题导致这些营养摄入比例失调，人体的健康就会受到严重的影响。如蛋白质摄入不足，就会出现浮肿；碳水化合物摄入

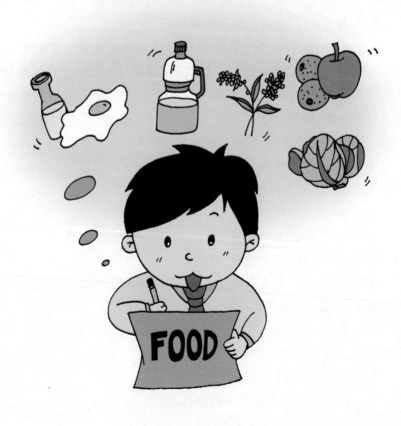

不足就会头昏眼花,出现低血糖;缺乏维生素 B_1 会患脚气病;缺乏维生素 B_2 会出现口腔溃疡;缺乏维生素 A 会患夜盲症;缺乏维生素 AD 会得佝偻病;缺乏维生素 C 或维生素 K 会引起出血。

贡献二:清除毒素

我们的身体每天都会消耗掉胃肠道提供的各种各样的营养物质,与此同时,也产生各种各样的毒素。

细胞们从血液里"吃掉"所需的营养,同时也将自己的排泄物——代谢产物扔回血液中;衰老死亡的细胞会裂成碎片,它们的尸体也会被血液吸收;细菌、病毒感染人体后会释放出毒素,这些毒素一样需要经过血液排放出去;如果肠道不小心吸收了有毒的物质,这些物质经过肝脏解毒后也会变成身体不需要的东西。身体无时无刻不在产生毒素,如果这些毒素排不出去,就会迫害正常的细胞,引起疾病。

通常情况下,进入到血液里的毒素会经过我们的呼吸、排尿、排汗释放出去。

这些血液里的毒素与肠道产生的毒素相比,简直是小巫见大巫。

食物在经过肠道吸收之后,就会变成便便,便便里夹杂着很多有害的毒素和肠道死亡细胞的尸体和细菌。通常情况下,这些毒素会随着便便被排出体外,如果长时间不排便,毒素就有可能被身体重新吸收,时间久了,人体就会慢慢中毒。

肠道不仅让我们的身体获得充沛的能量,同时也让我们肠道内积攒的毒素随着排泄而移出体外。

不过,还要避免一个误区:并非便便拉得越多身体就越健康。很多广告宣传的排毒药物,号称可以清除宿便,长时间服用,不仅可以养颜驻容,还会长寿防老。其实,这些药物多数都是由泻药成分在里面,人们服用后排泄物倒是增多了,而且变得很稀,这是因为药物使肠道分泌了更多的水分。长时间服用这样的药物,不仅不会排毒,还很可能引起肠道功能紊乱。

　　我们根本不用吃药物来帮助我们肠道排毒,只要养成固定排便的习惯,注意饮食均衡、健康,就会让肠道产生更少的毒素,拉出健康的便便。同时饮食中增加纤维素摄入量,不但会帮助排便,且有预防发生肠道肿瘤的功效。

Part2

奇妙的便便

肠道健康的晴雨表

① 便便的学问

肠道里的机械化工程

　　大便对我们的健康很重要,它是经过一系列机械化的工程才被我们"千辛万苦"地生产出来。一坨健康漂亮的大便形如金黄色的香蕉,需要很多器官的共同努力才能产生。

　　第一道工序是对食物进行切割,车间位于口腔。大便的前身是食物,口腔是大便的发源地。牙好,胃口才好,只有牙齿的良好咀嚼才可能产生健康的大便。狼吞虎咽的工作态度也常会让大便不合格,或稀或硬,"生产日期"也不够精确。

　　第二道工序是对切碎的食物进行搅拌,车间在胃部。经过口腔初加工后,食物经食管进入胃,开始混合搅拌。如果胃出了毛病,食物就会"半生不熟"地进到小肠,生产出来的大便同样歪歪扭扭、乱七八糟。

　　第三道工序是提取营养物,车间在小肠。被混合的食物形成食糜进到小肠,被小肠逐渐吸收其营养成分,渐渐形成初级便便。小肠是大便最重要的加工场所,如果小肠有故障,生产出的大便颜色、质地都会大受影响。

　　第四道工序是烘干,车间在大肠。从小肠进入到大肠,初级大便的水分大部被烘干,质地也渐渐成型。大肠里的细菌混合到大便里,对其中残留的蛋白质、脂肪等物质进行分解。分解产物本身带有一些臭味,就这样,大便有了颜色、质地和气味。大肠对大便的外观形成起了至关重要的作用,如果大肠有炎症或肿瘤,大便就会变稀;如果大便在大肠停留时间过长,就会变得又干又硬又黑,形成便秘。

最后一道工序就是加工成型,车间是肛门。通过肛门的挤压,大便会变成圆柱形。大便的形状还和其质地有关,如果大便太稀,肛门就会以天女散花的形式将大便喷射出来;如果大便太硬,肛门没办法一下子将大便拉出来,所以便秘时经常会看到羊粪蛋形状的大便。

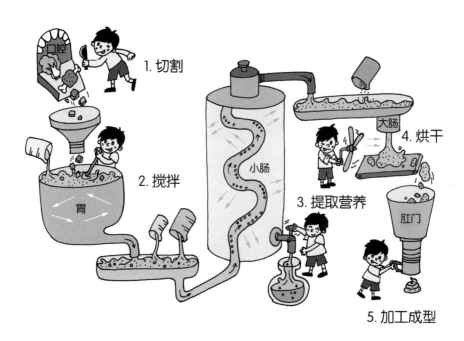

便便加工厂

排便的奥秘

看似简单的排便行为,其实有全身多处神经、肌肉、组织器官的参与,是一个复杂的机械化过程。粪便形成后,要想轻松快速地排出,还需要人体有强壮的腹肌、腰肌以及有力的肠道蠕动能力。

便意的产生是一种自然的生理反射。简单来说:当足够规模(200~300 克)的便便聚集在肛门直肠后,会刺激肠壁神经,产生一个100~200 毫升的受力,直肠有"顶不住"的压力感,并"告诉"大脑要求排便,便意就这样产生,从而诱发排便行为。

排便过程中,有一对有趣的"矛盾组合"。这对矛盾组合,一个是内括约肌,它不受主观意识控制,不管何时何地,只要是对身体有益、身体"理所当然"应该做的事情,它都坚决执行;另一个是指外括约肌,听命于大脑,大脑批准了的,才会执行,大脑不批准的,坚决严守。

便意产生后,一边是大便的压力——直接的生理反射让肛门内括约肌很想痛快地放开,一边是大脑的最高指示,控制肛门外括约肌是否应该放松;

这时,"矛盾组合"的相互合作和制约,让人们可以有别于一般动物,不像它们那样,一有内急,就地解决。

若环境不许可——开会的时候、在外面奔波的时候、找不到厕所的时候……反正就是任何主观意识判断不适宜马上排便的情况,就算直肠如何呼叫"压力好大",大脑都会坚定地打回"诉求",命令肛门紧闭(外括约肌收缩),结果就是粪便又被推回乙状结肠里,便意慢慢就平息了。

若大脑判断是"天时地利人和",适宜排便的情况下,会下令身上的肌肉协同动作,同时,腹内压增大,结肠蠕动,带动肛门内外括约肌开放,得以将大便排出体外。

一趟顺利的排便,可以说得上是一种淋漓尽致享受。

需要强调的是,为了不打乱排便肌群运动的协调,我们应该在有便意的时候就尽快"解决",偶然憋一下虽然在所难免,但"憋"成了习惯,那可容易带来便秘了。

便便的妙用

便便是"脏东西",我们的这种误解从小就被家长们灌输。其实,便便非但不讨厌,还全身是宝,要不是带有臭味,说不定就会成为商品放在柜台上卖。便便的妙用很多,我们不妨来列举一下。

看过《地雷战》的人都会记得片中有一个小孩子曾经做了一个地雷埋到路边,结果被日军的扫雷专家发现,仔细地挖,结果发现这并不是一个地雷,而是一个"屎雷",弄得一手便便。

在没有化肥之前,最好的肥料莫过于便便。太平洋上的一个岛国因为盛产鸟屎而出名,岛上的居民都因为鸟屎变成了富豪。

在北方寒冷的地方,动物的便便常用来做燃料。而人和动物的便便放到一起去发酵,生产出来的沼气可以代替煤气,成为一种新燃料。

流进河里的便便常成为鱼儿的美食,许多养鱼池也将便便当成一种极佳的营养喂给鱼儿们。

便便里含有丰富的水分,或许在将来某一天,我们的便便会被工厂回收,将其中的水分提取出来,从而解决淡水短缺的困境。

便便还会帮助我们了解自己,通过便便,我们还会了解身体的大致状况。如果肚子里面有了虫子,还可以通过便便检验出来。在医生眼里,便便是一个诊断疾病的宝贝。

2008年次贷危机以来,一些美国人因为还不起房贷而断供将住宅还给银行。一些房奴将房子还给银行之前,有些人会往房子的门把手上涂抹粪便,以阻止银行来接收房子。

便便的妙用还有很多,只要我们用心挖掘,它就会为我们展现神奇。

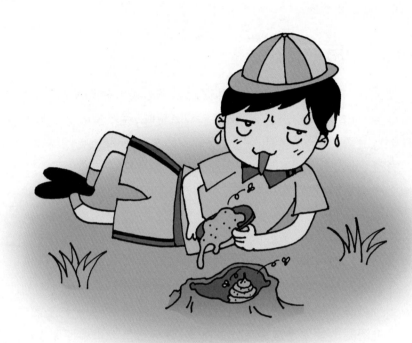

地雷战中的"屎雷"

2

便便知健康

从便便的次数看身体状况

我们对待吃饭和对待排便从来都是截然不同的两种态度。

我们会精心准备早餐、中餐和晚餐,两天前吃的是什么都一清二楚,可是我们很少记得两天前自己什么时间拉过便便。我们为自己准备的饭菜营养丰富,荤素结合,可是却很少耐心地去思考自己每天平均拉出多少便便。

低头一望值千金,懂得爱便便的人,才是真正懂得健康的人。大便里富含了很多信息,比如大便的形状、气味、量、颜色、频率,以及组成部分都间接反映了生产大便的胃肠车间发生了什么事。从最简单的说起,我们可以从大便的次数和便便的量来了解胃肠的基本情况。

每个人的排便习惯差异很大,有的人可以一天数次,有的人可能数天一次。一般对健康人来说,几乎60％的人会每天一次,30％的人一天2次以上,只有10％的人会几天一次。

现在公认的标准是:正常人的排便频率为每周3次至每日3次,每日排出粪便的平均重量为150~200克,当然还要结合个人的习惯来作出判断。一般说,每日超过3次是腹泻,3天以上排便一次属便秘。

腹泻与便秘的直接原因是由胃肠的情况决定的。每个人胃肠道长短、肠道的蠕动频率、生活习惯都不一样,拉便便的频率自然会有差异。另一方面,疾病也会导致排便的频率发生改变。

如果排便次数每日超过3次,便量每日大于200克,且水分超过大便总量的 85%，就说明肠道可能有感染，或者有肠道刺激症状。这时就要前往医院仔细检查，寻找引起疾病的病因并进行针对性治疗。

如果正常吃饭的情况下，3 天以上才勉强排便一次，多半是便秘在捣乱。如果连续十余天仍未排便，那么就要警惕肠道内发生了堵塞，可能是肠道粘连、套叠等原因导致梗阻。

从便便的颜色看身体状况

正常大便的颜色大多为淡黄至淡褐色，最完美的大便是金黄色的香蕉便，这种大便在现在这个食肉多、食素少的时代已经是可遇不可求了。

正常大便颜色的深浅是由混到食物中的胆汁含量来决定的。在食物的消化过程中，由肝脏分泌的胆汁在十二指肠混合到食物团里，对其中的脂肪进行分解。这些胆汁最后会变成具有颜色的粪胆原，于是大便被染上了颜色。

所以，当我们饭量较大或者吃肉多于吃素时，肝脏就会分泌更多的胆汁帮助消化，大便的颜色就会很深；如果我们饭量很小或者吃素多于吃肉，肝脏分泌的胆汁就少些，这样，大便的颜色就会很浅。

所以，即使是健康人，便便颜色也不是固定的"清一色"。在患病时，大便的颜色会变得"五颜六色"了。不同的疾病，大便的颜色也不一样。有时候，我们可以通过观察自己的大便来大致了解自己的健康状况。

红色便：如果下消化道出血，如大肠、肛门出血，常会看到被鲜血染红的红色便。引起出血的原因可为溃疡性结肠炎、痢疾，尤应警惕结肠肿瘤。肝硬化、溃疡病等大出血时亦可排出鲜红色血便，这通常说明病情正在加重。

黑色便：一般发黑乃至发亮、油光光的黑色便，多是因为上部消化道溃疡病、肝硬化、胃癌等引起的出血,医生常称这种便为沥青样便。有时候,服用一些药物(如中药或铋制剂)也可使大便发黑,但很少会"发亮",吃带有动物血的食物便也会呈现沥青样发亮。

陶土便:胆汁完全排不到或部分排不到肠道内,不能参与便颜色的形成,所以便色如陶土,常说明胆道系统发生了阻塞(如胆结石、胆道肿瘤等)。因为胆汁排不出去,常会进入到血液中,这类病人多伴有黄疸,常常可见脸色、巩膜发黄。

绿色便:如果不是吃绿色蔬菜太多,绿色便多说明胆汁经异常通道进入了肠道。

从便便的性状看身体状况

大便从我们的身体中来,经常观察便的外形,会让自己更加了解自己的胃肠道。

正常的大便含水分很高,约为 70％ 左右,一般不超过便总重量的 85％。便里水分的含量决定了其外形。健康的大便应该为圆柱形,长 10~20 厘米,直径 2~4 厘米。

当消化道有各种不同的疾病时,大便会出现形形色色的改变。从便的外形看,可分为成形便(排到便器中仍保持固定形态)、水样便、硬便(常呈粒状,常形容为羊粪状)、蛋花样便和黏液脓血便(排出很多如鼻涕样黏液覆于粪便表面,甚至全为黏液)等。

(1)水样便:就是我们常说的拉稀。一些肠道传染病、细菌性食物中毒、小儿中毒性消化不良时,大量水分伴随着不完全消化的食物一同排出,使便呈水样或稀粥样。

(2)硬便:便秘时,由于大便在肠子里停留的时间长,水分被吸收,大便变得又干又硬,有时候,大便会又粗又长,有时候,会变成羊粪一样。

(3)蛋花汤样便:小儿特有,患有秋季腹泻、中毒性消化不良时,排出消化不良的奶块把大便摆弄成了"蛋花汤",缺少臭味,有时还会带点绿色。

(4)黏液脓血便:患有细菌性痢疾、致病性大肠杆菌肠炎、溃疡性结肠炎和结肠癌等,病人的便中常含有黏液、少量脓和血。患有细菌性痢疾时,病人每天排便可达十几次到几十次,便前常有阵发性肚子痛,每次排便量很少,但便后总有排不干尽的感觉,医生们经常说的"里急后重"就是这个意思。

(5)果酱样便:当结肠钻进了很多小小的阿米巴寄生虫时,肠子黏膜被阿米巴分泌的溶组织酶破坏而大量坏死和出血,使便呈"果酱

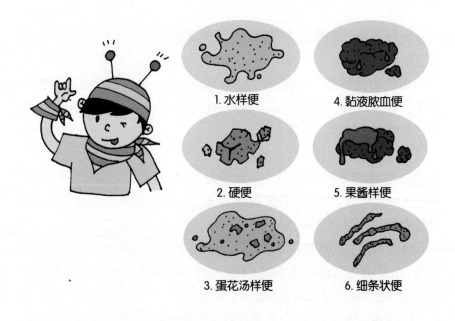

形态各异的大便

样"，量多而伴有恶臭。

(6)细条状便：扁平的带状长条状便便往往提示肠管下端狭窄，如直肠癌或直肠、肛门狭窄。

如何看待便血

便血是一种很常见的消化道疾病症状。在人的一生中，很多人都会有过便血，这一点都不夸张，只不过有时我们并没有意识到。

面对便血，有的人不以为然，有的人则忧心忡忡。但大多数人只是担心出血多了会影响身体健康，其实，便血的最大隐患在于它有时可能是消化道癌症的一种信号，尤其是上了年纪的人，千万不能对便血掉以轻心。

但话又得说回来，并不是便便带血就是患了消化道癌症，因为便血还可见于其他很多消化道疾病。常见的有痔疮、肛裂、结肠息肉、大肠炎症性疾病、肠道血管病变，甚至在胃、十二指肠出血时，如果出血多、肠蠕动又快时也可表现为便血。在这些原因中，成人最常见的原因是痔出血，儿童最常见的则是息肉出血。

我们一起来看看各种常见的胃肠出血性疾病的便血特点。

胃、食管疾病所致的便血：当胃和食管大量出血时，有可能会出现便血的情况。便血的颜色有些发黑而非鲜红色。

痔的便血：常是鲜红色的，不与便便相混，而是附于便便表面；也可表现为大便前后的滴血，严重时呈喷射状，多在排便特别是便秘时发生。

肛裂的便血：便血量较少，多只在便纸上发现，也可出现排便时滴血；大便时可伴有肛门剧痛，以至病人不敢排便。

息肉的便血：大便时无不适感，粪质正常，血常附于粪块表面或是便后滴血，多见于儿童。

大肠炎症性便血：可有急性、慢性之分，除了大便次数和性状改变外，还可伴有不同程度的全身性症状，如腹痛、腹泻、全身乏力等。

　　大肠癌便血：表现为持续性、慢性带黏液血便，和粪便混在一起，而且便意频频，有时却只排出一些血或黏液而无粪便。如果癌肿离肛门越远，便血发生率就越低，直肠癌约80％有便血，而盲肠癌发生便血的概率则为30%。

拉出漂亮便便的诀窍

养成好的排便规律

只有拉出健康漂亮的金黄色大便,才说明身体对大便产生的毒素吸收最少。

拉出好的大便第一个前提就是养成固定的排便规律。

我们知道,正常人的排便次数都不尽相同,在每周3次至每日3次之间都是正常的。超过了这个限度,大便就会变稀或者变硬。规律性的排便不仅体现在排便次数上,通常来说,最科学的排便规律是每次会在大致相同的时间排便,排便所用的时间也较固定。

著名的建筑师弗朗克·劳埃德·赖特先生,一辈子始终是精力充沛地在从事着他的事业和工作,他一直活到九十岁左右。他有一个养生秘诀,叫作"顺乎自然规律,而不与之对抗"。

有一次他要接受一次电视采访,可就在节目开始前几分钟他突然不见了,节目主持人一面拖延时间,一面派人去找他,结果发现他在上卫生间。找到他的人着急地问他说:"赖特先生!采访已经开始了,难道您不知道吗?!节目一开始您就应该露面的,主持人现在急得不得了,请快点吧!"

赖特却说:"我知道采访已经开始了,不过可以等一下,而我的身体要排出大便,这是更急的事,不能等。"

我们很多人常常不注意尊重自己的便便,有时候遇到自认为更重要的事情,就把排便这样的头等大事甩在脑后,等想起来时,就成了便秘。

如何养成好的排便规律呢？很简单，找来一支笔和一张纸，把每次排便的时间记录下来，连续记上一段时间，我们自然能够发现自己的排便次数。然后找一个最佳时间，定为自己固定的排便时间，除非火灾或者地震，其他什么事都不能耽误，然后不急不躁、舒舒服服地排完便便，就大功告成了。

这样吃，排出好便便

我们常常为拉不出好大便而发愁，却很少意识到好大便需要好原料和优良的原料采集技术。也就是说，拉出漂亮便便的诀窍之二，就是在食物中寻找健康食物并养成正确的进食习惯。

先来看看便便怎么评价我们为它们提供的食物原料。

44

便便喜欢的食物				
种类	乳制品	五谷粗粮	蔬菜	其他食物
食物	酸奶、奶酪	小米、大麦、玉米等	胡萝卜、绿色蔬菜、莲藕等	水果、坚果、蘑菇、海藻、豆类
原因	增加肠道内乳酸菌，促进肠胃蠕动，使排便顺畅	让大便变得疏松，降低黏稠度	提供足够的纤维素和维生素，不仅使大便疏松，还会促进胃肠蠕动、清理肠道垃圾	这些都是便便喜欢的食物

（续上表）

便便讨厌的食物			
种类	刺激性食物	过于油腻的食物	刺激性液体
食物	辣椒、香料、大葱	油炸食物、肥肉等	酒类、浓茶、咖啡
原因	会让便便"发烧"，降低便便里的水分，还刺激肠道和肛门，容易引起便秘	不仅会增加便便的黏稠度，使便便变丑，还会刺激胃肠道，使其蠕动减慢	这些液体会刺激肠道和肛门，便秘的人要少吃

为了拉出漂亮便便，还要养成好的进食习惯。

便便喜欢和讨厌的进食习惯	
便便喜欢的进食习惯	便便讨厌的饮食习惯
细嚼慢咽 不挑食 少吃零食 荤素搭配 专心致志	狼吞虎咽 挑食 狂吃零食 乱吃一通 吃饭时看电视、看小说

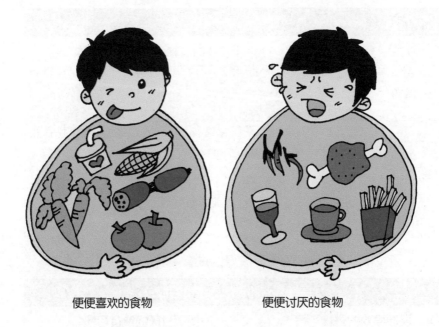

便便喜欢的食物　　　　便便讨厌的食物

专心致志拉便便

请注意，排便是件很严肃的事情，应该专心致志地拉，不急不缓地拉。

看一看我们在这么严肃的事情上都干过多少漫不经心的事儿！

玩手机：刷圈圈、玩游戏、网购……手机的"无所不能"让人沉迷至废寝忘餐之余，便便时也是离不了手，不能自已。

看报纸：对于相当一部分人来说，他们是在卫生间了解世界的。很多人都习惯在早晨解便便，顺便拿起一份刚刚送来的报纸，一边解便便一边读报纸，两不耽误。

看杂志、小说：这也是很多人都喜欢的如厕习惯，沉迷于精彩情节的同时,不紧不慢地把便便排出来。

吸烟:几乎所有的烟民都曾在拉便便时吸过烟,其中不少人都将这个"兴趣"坚持下来。

唱歌:在拉便便时高歌一曲也是一道"亮丽的风景",有时可能会发生这样的事情:跑到卫生间脱下裤子便高歌一曲,等出来之后,才发现光顾着唱歌忘记拉便便了。

还有很多稀奇古怪的事情在卫生间里发生,这些事情表面上看似丰富了拉便便的娱乐功能,实际上却损害了身体的健康。

一边拉便便一边看报纸、小说等,很容易转移排便的注意力,使主动排便的意识减弱,排便时间延长。久而久之,逐渐形成了排便规律性差、排便时间长的习惯。而排便时间长又会使肛门压力保持在高水平,很容易因血液淤积而发生痔疮。此外,还可能导致直肠黏膜松弛脱垂和肛门周围组织的病理性变化。

而一边拉便便一边吸烟、唱歌,不仅使排便规律性差,还会过多吸入便便散发出来的有毒气体,引起身体慢性中毒。

由此看来,拉便便是个一门心思的活,进到卫生间之前,我们应该提醒一下自己:我来这里到底是为了做什么?

Part3

臭屁无间道

它很难闻，却是我们安插在肠道里的『内线』

1 屁的成长史

屁从何而来

谈到屁,不由得想起一个笑话。

故事是关于一对约会中的男女,两人经人介绍约在一起共赴晚餐,相谈甚欢,大有相见恨晚之意。不料,男青年突然间突施冷箭,放了一个分贝很高的屁。此男脑筋比较活,未露羞涩,从容地对女孩子说:"你听,有只布谷鸟在叫。"女孩点点头,说道:"也许吧,可惜你刚才放屁太响,我没听见。"

一个追求完美的人可能也会面临这样的尴尬场面:与众人谈笑风生间,突然不知不觉从臀部传出一声响雷,众人皆沉默。

其实,放屁只不过是通过胃肠蠕动将肠腔中的污浊气体"驱逐出境"的生理活动,是人类的正常生理现象。

那么,腹腔内的气体是从哪里来的呢?胃肠中的气体来源有三:一是吃饭、说话时吞进胃内的空气;二是从血液弥散到肠腔的气体;三是有些食物含有不易消化的产气基质(如脂肪、糖分、氨基酸等),在结肠内被细菌分解而产生的气体。

腹中之气既有来源,必有其出路。气体排出的途径,要么向上由口中冲出,要么向下由肛门排出而称之为屁。经胃从口排出的气,因大多是吞咽进来的空气,在胃内未经细菌发酵,故无臭味。由肛门排出的气,因在肠腔内经过充分的发酵,所以有臭味。

有意思的是,愤怒、焦虑和恐惧往往会加速肠的运动,使放屁增多,所以古人就用"生气"来指代愤怒。

在正常情况下,肠腔内经常保持 100~150 毫升气体,而每天产气总量为 500~1000 毫升。成人每天会放 5~20 个屁,有时肛门排气,自己也未能觉察到。

有时候,放屁也是胃肠功能的一个信号,若一个人不放屁,或整天连珠炮似的放个不停,都可说明身体出了毛病。

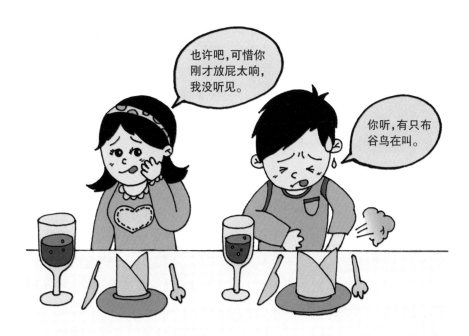

屁为什么会臭

屁令人讨厌的原因是它很臭，特别是在封闭的屋子里，放了一个臭屁，全屋的人都会掩住鼻子。

要想知道屁为什么会臭，还得从屁的成分说起。

屁的成分很复杂，是由氧气、氮气、氢气、二氧化碳、甲烷、硫化氢、吲哚和粪臭素等物质组成。其中氧气、氮气、氢气、二氧化碳、甲烷大约占了屁的 99%，而剩下比较臭的硫化氢、吲哚和粪臭素等仅占 1%。

当我们吃下的食物经过唾液、胃液、胆汁、胰液的消化，将营养吸收后，残渣和剩下的少量营养辗转到达大肠时，受到大肠内细菌的酵解，于是，其中的糖和脂肪便产生乳酸、醋酸、二氧化碳、甲烷等；蛋白质便分解为胺、吲哚、粪臭素、氨气、硫化氢等。

所以，屁之所以臭，原因就是肠道内食物的分解所导致的。

民间有"响屁不臭、臭屁不响"的说法，听起来像是无稽之谈，其实有一定的道理。具体来说，屁的音调高低及臭味的浓淡与进食的食物有关：若进食含淀粉类食物，经过分解，就产生大量的二氧化碳，气量较多，于是屁声隆隆，"不同凡响"，气味却不很臭。而进食肉蛋乳类等含蛋白质、脂肪丰富的食物，就易产生硫化氢、粪臭素、挥发脂肪酸等，气量较小，于是音调不高，甚至是无声的"哑屁"，但奇臭难闻。

屁和便便关系很大，因为屁中比较臭的部分就是来源于便便。一般来说，便便的味道就决定了屁的味道。

若摄入的食物腐败程度大，肠道正常菌群失调，肠道发生炎症和组织坏死等都可导致屁臭。如阿米巴痢疾、溃疡性结肠炎、结肠癌等，因组织溃烂，蛋白质腐败，加上细菌的作用，放出的屁也就臭不可闻了。

有时候，肠胃的消化能力下降或者便秘时，大量未消化的物质就会积存于结肠内而形成宿便。这就为细菌的发酵提供了绝好的原料，细菌充分发酵便便中的蛋白质和脂肪，形成更臭的屁。

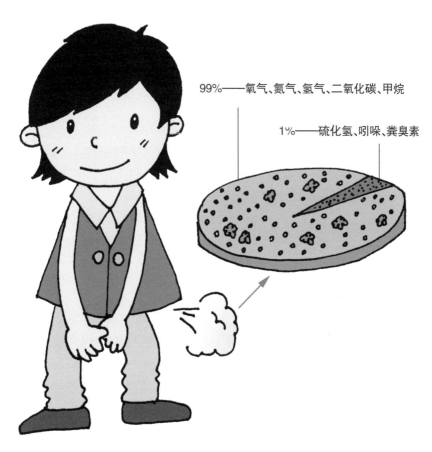

99%——氧气、氮气、氢气、二氧化碳、甲烷

1%——硫化氢、吲哚、粪臭素

屁的成分

大肠内的"毒瓦斯"

屁是一股气,出门上南地,崩折两根垄,废了二亩地。

屁是一股毒,出门到下屋,震倒八仙桌,刺穿小尿壶。

屁是一股烟,出门去西天,横扫蟠桃园,熏死老神仙。

…………

民间对屁的形容常流传于这些儿歌之中。

这屁是否有如此飓风般的威力暂且不做讨论,可是屁真的有毒吗?

我们知道,屁的成分复杂,并非是"带有臭味的空气",它所含的成分氧气、氮气、二氧化碳等并没有毒性,对肠道和人体几乎没有什么损伤,充其量是屁量较多引起肠道鼓胀引起胀痛。

屁所独有的特殊臭味就在于肠道内食物分解产物,这些产物包括硫化氢、吲哚和粪臭素等,而其中的硫化氢、吲哚对人体来说确实是有毒气体。

先说说硫化氢。当一个鸡蛋放久了就会坏掉,还会放出一股臭味,这就是"臭鸡蛋"。硫化氢的味道就是臭鸡蛋的味道,非常刺鼻,还会熏得眼睛睁不开。除了屁,我们平时还会经常接触到硫化氢,一些工厂排放物、下水道、隧道、火山喷气中都含有硫化氢。少量的硫化氢对人危害就有很大刺激,被人体吸收后常会对神经发起强烈的攻击,还会刺激鼻子、口腔、眼睛里的黏膜。

从而断定,屁就是一股有毒的混合气体。因为屁还含有沼气的成分——甲烷等,所以称其为大肠内的"毒瓦斯"也并不冤枉。

2
说来"屁"长

一屁值千金

放屁固然不雅，然而，放屁在特定的时候，却是价值连城。

做了腹部手术的病人，若能在术后48小时内放一个屁，则病人舒心，家属安心，医生放心。这是为什么呢？

我们知道，吃饭、说话时进入胃内的空气、血液弥散至肠腔内的气体和肠道内的碳水化合物经细菌分解而产生的气体混合物，共同组成了屁。如果不经胃肠蠕动的推动，屁就无法从肛门排出去，也就没有了"放屁"。在很大程度上，放出一个"响当当"的屁，说明了胃肠蠕动没有问题，胃肠功能也没有出大问题。

在很多情况下，胃肠会失去蠕动能力。比如在做腹部手术时，麻醉药物使病人痛感消失的同时，也使胃肠活动受到抑制，肠道平滑肌松弛，肠蠕动消失。若腹部手术后48小时以内放屁，则意味着麻醉药物对肠管活动的抑制已解除，肠蠕动功能已恢复，病人由术后第3~4日可以进食少量流质饮食，并逐渐过渡到普通饮食，是手术成功的一个标志，是病者康复的一个吉兆；如果腹部手术后数日没有放屁，兼有腹胀，没有肠鸣音，可能是腹膜炎或其他原因所致的肠麻痹。此时，病人不能进食，咽下的食物会积滞在胃肠里，不能从肛门排出，导致腹痛、腹胀、呕吐，甚至危及生命。

肠梗阻病人也会苦苦盼望一个响当当的屁。因为肠梗阻发生时，肠子的某一段常会堵塞，食物、屁都无法通过，这也是一种极危险的疾病。如果经过治疗后幸运地放出一个屁，就代表肠道内的"交通"已经被疏通。

据说日本明治年间，腹部外科手术刚刚起步，当时的首相患急性坏死性阑尾炎，手术过后，家族内外，朝野上下，都在焦急地等着屁，主刀医生的心更是悬在了房梁上，术后次日，首相终于放了个屁。首相眉开眼笑，全家举杯相庆；大小官宦，奔走相告，此屁更值千金啊。

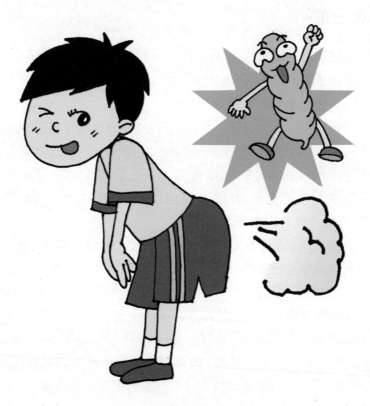

一屁值千金

屁里散发出的健康信息

我们总说一些鸡毛蒜皮之类的小事是"屁大的事",似乎屁无关紧要。其实,屁就像人身体健康状况的一面镜子,小小的屁里蕴含了很多健康的信息。

首先,多屁别大意。多屁原因很多,如摄入的淀粉类、蛋白质类的食物,或消化不良、胃炎、消化性溃疡等胃部疾病以及肝、胆、胰疾病等等。功能性消化不良与肠胃蠕动功能障碍有关,而肠道炎症、癌症等疾病都可以引起器质性消化不良,这些都会引起多屁。

屁多时千万不要麻痹大意,应到医院做一下检查,明确爱放屁的原因,再对症下药。

其次,无屁也不可得意。有些人很自豪,认为自己从不放屁或很少放屁。其实,不放屁的人未必比放屁的人健康!很多人为了保全面子,经常忍屁不放,为了不失体面,宁愿憋红了脸也决不松那一口"气"。结果忍下来的气体虽然没有破门而出,没有产生臭气,可是会积存在大肠里,与来到肠黏膜的血液进行气体交换,并随血液流动。有毒气体不能以最简单的方式释放出去,只能另觅排毒途径,增加了身体的负担。无屁也预示着可能有疾病缠身,一些疾病如肠梗阻、肠道癌症会和便便一起把屁的出路封堵,屁自然排不出去。

最后还要小心臭屁。虽然说臭屁是人们最深恶痛绝的,可是对放臭屁的当事人来说,不能仅仅考虑到面子,还要小心自己的身体。

一般在消化不良或进食过多肉食时放的屁非常臭,还有些疾病也会让臭屁横空出世。在患有晚期肠道恶性肿瘤时,由于癌肿组织糜烂,细菌在暗中捣乱,蛋白质发生腐败,经肛门排出的气体可出现腐肉样奇臭;消化道出血时,血液在肠腔内滞积;肠道发生炎症时,排出的气体往往比较腥臭。

屁是我们的好朋友,是安插在肠道里的内线,多听听它们的意见,我们就可以发觉肠道疾病的阴谋,何乐而不为?

胃肠道：生命之道

有屁当放直须放，莫等无屁空悲伤

当屁在大肠内蓄积到一定体积时，刺激直肠的感受器，使肛门括约肌松弛，于是屁即夺门而出。

早在公元 40 年，古罗马就公布了一条法律："禁止在公共场所排气。"这一法令遭到公众的反对，无法执行，被很多人扔鞋子，俗话说，"管天管地，管不着人拉屎放屁。"最后只得修改为："所有罗马人在必要时都应允许放屁。"

但是由于放屁有声音和臭味，在不便于放的时候，常要憋住。那么，被强行憋回的屁又去了哪里呢？原来，这些到肛门溜达一圈却被无情驳回的屁被逆向送到小肠，有时候，我们还会听到屁被赶回到小肠时发出吱吱的声响。

当屁回到小肠时，小肠被迫扩张，形成"鼓肠状态"。继之，就发生了一件可怕的事情——屁被小肠吸收进入血液，并周游全身。

周游全身的屁最后也得被排出体外，否则，屁在血液里越积越多，人总有一天会被胀破。一般来说，周游全身的屁由三个去处。其中屁的一部分由肺呼出；一部分溶解于水，并随尿排出；还有部分则由肝脏代谢解毒。

但屁的这种出路对人体会造成不利影响。当肠道出现脂肪与蛋白质过多、宿便过多或出现肛肠疾病时，就会产生很多毒性强的屁，这些屁和便便里的有毒物质被过多地吸入到血液中，不仅加重了肝脏、肾脏的代谢压力,还会引起机体组织中毒。

通过呼吸出去的屁也会带来口臭,这种由于肠道引起的口臭常会伴随自己很长时间。

所以,屁多的时候,人们常说"有屁不放憋坏心脏",虽然不至于这么严重,可是为了面子憋坏了身体,倒也不太划算。

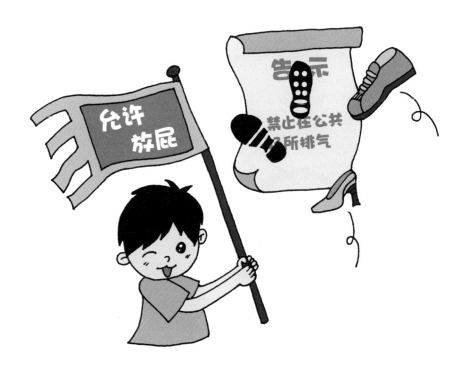

多屁有病,治屁有方

一些有趣的人,常常在肚子里憋上一口气,并有意识地调节肛门的收缩,最后以迅雷不及掩耳之势形成不同音调的屁声,并以此嬉戏。

偶尔放个屁放松放松心情、解解乏倒也无可厚非,可是如果一直"屁雷"震天响的话,可能就有问题了。

屁特别多,食物是最主要的原因,有些食物易造成胀气。

除了食物因素之外,狼吞虎咽、消化功能不佳、肠蠕动功能减退都是屁多的原因。如老年人及习惯性便秘者,因肠腔缺乏张力,推动力差,食物残渣停留时间长,产气量多导致频频放屁。除了食物原因,不论出自何种原因的屁多,都应视为病态并须进行治理。

如何减少放屁呢? 这"治屁"也要讲科学之法。

首先,应调节食物结构,暂停食用易产气的食物。豆类、蛋糕、软性饮料、洋葱、卷心菜、豌豆、花椰菜、胡萝卜等是最易产生气体的食物,在选择上面自然要加以注意。

餐桌上养成好的饮食习惯,要细嚼慢咽,不在吃饭时看书、看电

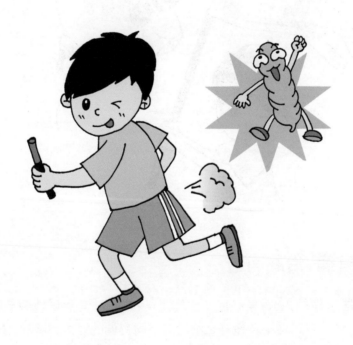

视,汤要慢慢喝,不要咕嘟咕嘟地喝,这样才可避免吞下太多的空气。

还要养成良好的排便习惯,避免便秘。

餐后胀气、胃肠不适者,可适当吃些促进胃肠蠕动与排气的药物,如甲氧氯普胺(又名胃复安)、多潘立酮(又名吗丁啉)等,复方铝酸铋(又名胃必治)对减轻或消除肠胀气也有效果。

肠道中食物酵解引起的胀气多屁,可吃些食醋或中成药,如保和丸、香砂枳实丸、沉香化气丸等,有一定疗效。

最佳而又无副作用的消除肠气的方法是加强身体活动。散步、慢跑、打太极拳,都有可能促使大肠增加收缩的次数,将气体向下推。

还有一个极容易做到的腹部按摩办法。能极有效地消除肠气。不管何时何地,或站立,或散步,或躺卧,只要你记起,便用手轻轻按摩腹部,先用顺时针,后用逆时针方向呈螺旋形按摩。许多人就是利用这一简单的办法,解除了肠气的困扰。

放屁过多,不妨吃点"细菌"

一时半会儿放屁特别多,可以用上文的办法进行突击,可是有的人一连几年都遇到屁多的烦恼,一天下来有几十次。憋住吧,自己难受,憋不住,别人难受。

这种腹中产气过多的现象连续出现多年,极有可能是肠道菌群不平衡所导致的。

肠道菌群不平衡时,一些原本数量极少的细菌就会趁机繁殖。特别是一些产气菌,他们在平时数量不多,如果肠道内战乱不断,菌群失调,它们的数量就会猛增,肠道产气自然会增多。

对付肠道菌群失调引起的放屁过多,光靠吃些促进胃肠蠕动与排气的药物只能治标,不能治本。最有效的方法就是平衡肠道内菌群,使其恢复到正常情况。

平衡菌群的方法不少,最有效地就是吃些好细菌,使其数量增加。可试用一些微生态调节剂,这些调节剂含有双歧杆菌等对人体有益的细菌。还可以补充酸奶、酵母片等药物,它们也含有对菌群有利的细菌。

不过补菌的时候要注意,双歧杆菌是活菌,服用上述制剂时用温开水即可,因为水温太高会将双歧杆菌杀死,从而影响治疗效果。由于这些细菌非常"娇气",所以储存这类药时也有讲究,必须存放在冰箱里。另外,服药期间,不要服用抗生素,因为抗生素是细菌的克星,将坏菌杀死的同时,还会杀死大量的好细菌,使菌群失衡加剧,起到相反的作用。

肠道不适，从何而来

吃喝拉撒无小事

1 便秘的烦恼

便秘从何而来

世界上几乎每个人都经历过便秘，都知道便秘的痛苦。那种欲哭无泪、欲罢不能、用尽洪荒之力最后还不得不提起裤子准备下一次的感受，让人"心有不甘"。便秘到底是什么？它是一种症状还是一种疾病？现在连医生们也没有完全达成一致。不过便秘的标准倒是很明确，我们自己可以轻而易举地判断：如果每周排便少于三次，或排便不畅、费力、困难，粪便干干的、硬巴巴的，有点像羊屎蛋或兔屎样呈球形，有的超粗超硬，即为便秘。

当便便来到乙状结肠和直肠后，通常会在此处歇歇脚，等待更多的便便。当零星的便便们集合到一起达到一定规模后便会刺激此处肠壁的神经，将信息传到大脑，此时就产生了便意。如果环境许可，大脑便下令身体上的肌肉协同动作——有的收缩，有的放松，一同将便便排出体外。整个过程有如一架灵活的机器在运转。如果某一环节出了故障，运转就会停止或滞后，这就引起了便秘。

引起便秘的原因很多，一些便秘是疾病引起的，一些是我们生活方式引起的。

疾病引起的便秘常常较持久，在疾病没有治愈前会一直伴随病人。例如：脑血管意外、脊髓创伤、尿毒症、糖尿病、甲状腺机能低下、肠道内肿瘤、炎症、狭窄等。

比起疾病，不健康的生活方式引起的便秘更为普遍。在生活中，以下原因常会引起便秘：

●排便不规律，是引起便秘最大的原因。排便习惯差，如排便过程中看书或报纸等，也常会引起便秘。

●休息起居没有一定规律，比如经常熬夜、加班。

●不良的饮食习惯，如水分摄取不足、纤维食物摄入较少、摄入过多的辣椒、咖啡等刺激性食品等。

●出外旅行也常会引起便秘。

●长期服用轻泻药，虽然会暂时缓解便秘症状，但是肠道会因此对泻药形成依赖，一旦断药，就会便秘复发或加重。

●便秘和痔疮或肛裂常常同时存在，互相促进。

●缺乏运动会减缓胃肠动力，特别是久坐办公室的人便秘发生率特别高。

便秘的七宗罪

不少人对便秘都有种误解，认为便秘就是拉不出来而已，充其量多去几次厕所、多难受一会儿，也不是什么大不了的事情。

实际上，便秘是多种疾病的元凶，常常是"一坨硬粪蛋，撂倒了英雄汉"。

便秘的害处很多，其中的七宗罪，每个都暗藏杀机。

第一宗罪：便秘会引起肛肠疾患。当便便在直肠停留时间过长，就会过分发酵，有毒物质不停地刺激直肠，常会引起直肠炎。便便在直肠越积越多，会让便便越来越大，排出时会挤压肛管附近的血管，甚至撕裂肛门处的肌肉，引起肛裂、痔疮等。

第二宗罪：导致胃肠神经功能紊乱。便便久行不下，会引起腹部胀满、食欲不振、嗳气、口苦、肛门排气多等。另外，胃肠功能减弱，胃肠内的食物不能正常消化，肠中堆积的食物残渣时间一长，就会积滞、热气上行而出现口臭。

第三宗罪：经常性的便秘常会引起溃疡性结肠炎，结肠会发生溃疡、穿孔或出血。

第四宗罪：肠内致癌物质长时间不能排出，导致患结肠癌的概率显著增加，严重便秘者甚至可高达10%。

第五宗罪：引发心脑血管疾病。排便时腹压增加，腹腔内的血管会加强收缩，血压会瞬间增高。增高的血压常会诱发心绞痛、心肌梗死、中风（脑出血、脑梗死），很多老人都因为便秘吃了哑巴亏。

第六宗罪：引起性生活障碍。女性长期便秘导致的直肠疲劳、肛门收缩过紧及盆腔底部痉挛性收缩，常会影响性欲，男性的性功能也会受此影响。

第七宗罪：使人心情烦躁、容貌衰老。长期便秘会引起人心情不畅，工作、学习效率下降，而且宿便中的有毒物质会引起慢性中毒，常会使人面色灰暗、面斑增加、皱纹增多。

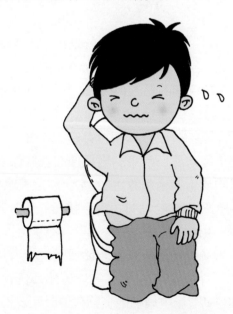

你属于哪种便秘

便秘不是"病",它其实只是一个症状。引起便秘的原因很多,但大多数都没有原发疾病。这些属于功能性便秘的病人,大致分以下三类。

结肠慢传输型便秘:病人常排便次数减少,少便意,粪质坚硬,因而排便困难等情况。直肠指检时,不会触及粪便,或仅触及坚硬的粪便,而肛门外括约肌的缩肛和用力排便功能正常。

治疗上,可用膨松剂(如麦麸)或渗透剂(如乳果糖)之类的药物,以增加粪便的含水量,增加其软度和体积,刺激结肠蠕动,同时也能增加对直肠黏膜的刺激。此外,还可加用胃肠道促动力剂,如莫沙比利等。由于肠道蠕动缓慢,这类病人尤其要注意养成定时排便的习惯。

出口梗阻型便秘:病人排便费力,常感觉拉不干净,或有下腹坠胀感,每次的排便量较少。这类病人一般都有便意(少数便意不明显)。肛直肠指检时,可以摸到直肠内存有不少泥样粪便。用力排便时,肛门外括约肌呈矛盾性收缩。

这类便秘治疗上也可用膨松剂和渗透剂。由于是出口梗阻,因此,关键是要使粪便变软便于排出。粪便团块较硬较大时,还需结合灌肠治疗。

这类病人因长期极度费力排便,导致肛门括约肌肥厚,在用力排便时,括约肌反而出现了矛盾性收缩。因此,治疗上尤其需要医生给予排便方式的指导,必要时还要进行生物反馈治疗。

混合型便秘:同时具备以上两类的特点。治疗方面,要根据病人的具体情况,给予膨松剂和渗透剂治疗。

总的来说,便秘病人需要明确病因,并针对不同的便秘类型,予以相应的治疗对策。对于有胃肠道肿瘤家族史、结肠多发腺瘤、大便带血等有报警征象的便秘病人,则要进行结肠镜等多项检查,明确病因再做治疗。一般慢性便秘经 4~8 周的正规治疗,症状会逐渐缓解。如果属于难治性便秘,病人则应进一步检查。

搞定便秘的几个绝招

经常看到一些人被便秘憋得眼冒金星、苦不堪言,他们最大的愿望就是能马上一泻千里,将厕所坐穿。尽管绝大多数人都经历过便秘,可是对便秘有办法的并不多。下面根据轻重缓急来介绍几个治便秘的绝招,每种都各有利弊,可酌情选择。

绝招一:快速通便。

●口服导泻药:如果导片。效果显著,但是一旦停药会出现明显继发便秘,治标不治本。

●肛门注入药物:如开塞露。注入开塞露并结合腹部穴位按摩的方法,效果显著,但如果经常使用,敏感性就越差,长期依赖开塞露排便会更困难。

●"土方法":用肥皂或生姜用小刀削成指尖大小,头部尖圆。成形后,同样用手指将它缓慢地塞进肛门内,大概几十秒到 1 分钟便产生便意和排便。这种方法常会刺激肛门。或者饮服花生油,6 个小时后粪便会软化而排出,若嫌之太慢,可从肛门注入。

绝招二:民间验方。

●番泻叶:每日 1~3 克,沸水浸泡、当茶饮用,服后 3~4 小时即缓下通便,本法简单方便,效果满意。若能结合多饮水、多食蔬菜、水果效果就更好。禁忌大量(10 克以上)服用。但长期使用番泻叶可导致大肠黑变病,故不宜长期使用。

●炒决明子:先把 10~15 克决明子捣碎,水煎 10 分钟左右,冲入 20~30 克蜂蜜中搅拌服,每晚 1 剂,或早晚分服。

●黑芝麻泡糯米:黑芝麻 500 克,糯米 250 克。先将黑芝麻炒熟,糯米炒至黄色，混合研成粉末备用。服法是每次取药粉一汤匙，加白蜜半汤匙，空腹时用开水冲服，每日一次。本方适用于习惯性便秘，产后及热性病后期便秘。

绝招三：着重预防。

●积极参加体育锻炼，增强腹肌和其他排便肌的功能，保持肠的正常蠕动。

●有便秘史者，多吃些如韭菜、青菜、芹菜、菜心等蔬菜，或熟甘薯、马铃薯、芋头、黄豆等粗杂粮，香蕉、木瓜等水果也不错。饮食宜淡口味，避免辛辣食物，戒烟限酒。

●精神舒畅，定时排便。最好养成每天早晨排便的良好卫生习惯。因为早晨粪便中所含水分比较多，易排出。

●多喝开水。有人认为每天早上喝一杯开水，或淡盐水，或蜂蜜水，使肠腔内保持足够软化大便的水分，对保持肠道通畅有帮助。

食疗有方，告别便秘

用药物治疗便秘，一开始的效果都非常好，对付短期的便秘性价比很高。可是无论口服药还是经肛用药，都会让肠道慢慢对药物上瘾，时间长了，不用药物的时候肠道就会习惯性便秘。如果病人长期便秘，使用药物治疗就会让便秘加重。也就是说，使用药物是对症治疗，并不能从根本上解除便秘，相反长时间使用药物会产生反效果。真正从根本上搞定便秘的方法是积极调整胃肠道的状态，其中食疗就是一种。

下面介绍几款食疗方，以供便秘病人选用。

如果病人大便并不干硬，虽有便意，却总是没力气拉出大便，每次大便都会出一身汗，可选用下列食疗方：

●黄芪麻仁蜂蜜饮：黄芪 20 克、火麻仁 10 克、蜂蜜 15 克。先将火麻仁打碎,与黄芪同入锅中加水煎煮 30 分钟,去渣留浓汁,趁热加入蜂蜜,调匀即成,每日早晨空腹顿服。

●参术麦片粥:党参、黄精、白术各 15 克,当归、枣仁各 10 克,甘草 3 克、枳壳 10 克、麦片 15 克、桂圆肉 10 克、大枣 5 枚。将上述各药用清水浸泡 1 小时,捞出加水 200 毫升煎汁去渣,放入麦片、桂圆肉、大枣共煮为粥。

如果病人表现为大便秘结、头晕心慌、嘴唇颜色苍白等症状,可选用下列食疗方:

●五仁粥:芝麻、柏子仁、胡桃仁、桃仁(去皮、尖、炒),甜杏仁各 10 克,粳米 200 克,将上述各种果仁混匀,碾碎。入粳米共煮稀粥,食用时,加白糖适量。分顿食用。

●木耳当归汤:黑木耳 10 克,当归、白芍、黄精、甘草、陈皮、桂圆肉各 10 克。上述各药洗净后加水 200 毫升共煮,煎至 100 毫升,去渣留汁,逐渐冷却后温服。

●鲫鱼百合何首乌汤:鲫鱼 1 尾(约 250 克),百合 50 克,何首乌 15 克,冰糖 50 克,料酒 1 匙。将鲫鱼宰杀干净,放入砂锅中加清水浸没,中火烧开后,加入料酒、何首乌和百合,再加小火慢炖 1 小时,加入冰糖熔化离火,吃鱼喝汤。

②

腹泻的故事

超市冰箱即食牛肉＋冰冻牛奶，险些泻死年轻小伙

　　吃个牛肉，喝个牛奶，拉个肚子，然后竟然差点要"挂"了？这种倒霉的事情就发生在 25 岁的山西小伙小李身上。

　　有段时间广东连日高温让人胃口大减，这时候人们大多会偏爱生冷辛辣等口味较重的食物。在珠海打工的小李，逛超市时看到冰柜里的即食牛肉不免就食指大动，伴着冰冻牛奶下肚 3 天后开始出现腹泻，并出现腹部阵发性腹痛，但是还未无发热、呕吐、腹胀等症状，当地医院以"肠易激综合征"予以治疗后无明显好转；4 天后小李全身发热，体温最高可达 39 摄氏度，并且伴有畏寒、寒战、反复腹泻，便血一天十多次，最高峰时期甚至拉过一脸盆，白细胞出现异常。当地医院考虑为炎性病变，以禁食加激素抗感染治疗，但小李仍旧便血、腹痛及发热，于是不得不到广州大型医院消化内科治疗。

　　为了排查持续便血原因，小李接受了腹部 CT 和肠镜检查，CT 结果提示升结肠、横结肠、乙状结肠增厚，部分节段结肠壁缺血坏死，腹腔内提示多发淋巴结肿大，肠镜报告也显示肠道中多发溃疡。入院后腹泻、便血仍然是小李每天的主要症状，同时伴有高热，使得小李的状况十分不好，这也使医生的压力很大，表示原因始终难以确认，如果保守治疗一直无效的话，可能还会请外科进行手术支持。

　　幸运的是，结合血液培养结果，推测出小李的病因为肠出血性大

肠杆菌感染性腹泻，医生予以抗感染治疗、营养支持、补液等对症处理后，小李明显好转，免除了手术，而且一星期后很快便康复出院了。

腹泻从何而来

　　腹泻，又称拉肚子，是一种不正常的生理现象。腹泻时，便便稀释不成形，有时热气腾腾，常呈喷射状，多数腹泻都会伴有腹痛。

　　腹泻可以由各种各样的因素引起，最主要的原因是病从口入，特别是小孩子，常常因为不卫生的饮食习惯和吃了不卫生的食物而导致腹泻，这类腹泻通常在家里就能处理。

　　一般来说，腹泻分两种，一种是急性子，来势凶猛，体内的"淡水资源"如黄河决堤般通过肛门流失体外；另一种是慢性子，不急不躁，如涓涓细流般拖上几个月，把人拉得面黄肌瘦皮包骨。急性腹泻和慢性腹泻病因不尽相同，把它们逐个找出来，才能找出对号入座的对策。

　　急性腹泻的病程多不超过三个星期，常见以下原因——

　　●食物中毒：病从口入，由食物引起的腹泻非常多见，比如公共食堂卫生较差、进食变味及腐败的食物、进食毒蘑菇一类本身有毒的东西，都可能引起食物中毒。食物中毒多表现为水泻样便，注意食品卫生是杜绝这类腹泻的有效手段。

　　●肠道感染：这类腹泻多是通过饮水传染，所以卫生用水可以有效预防这类腹泻。有一种腹泻常发生在旅行期间，称为旅行者腹泻，多数为肠道感染所致，在旅行时更要注意饮食、饮水卫生。

　　●药物引起的腹泻：一些药物如泻药、某些降压药、化疗药可能会导致腹泻。

　　慢性腹泻与急性腹泻不同，病期多在2个月以上，病因比急性腹泻更复杂。

●肠道感染性疾病：寄生虫、肠结核等疾病可能会引起慢性腹泻。

●肿瘤：肠道肿瘤引起的慢性腹泻容易被人们忽视，其中大肠癌、结肠息肉等最常见。

●小肠吸收不良：消化不良、小肠切除过多等疾病常会让食物不完全吸收，从而引起腹泻。

●其他疾病：肠易激综合征、胃大部切除术后、部分性肠梗阻、甲亢等疾病也会引起慢性腹泻。

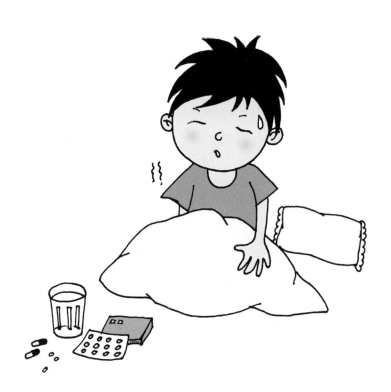

配方简单的急性腹泻救命液

我们的身体有一个非常高效的水利部门。我们喝进去的水通过肠道进入血液，参与全身的代谢，最后通过尿液、汗液、呼吸和便便排出体外。正常情况下，身体里的水分总量被精确地控制着，水少了就会产生渴的感觉，催促我们喝水；水多了就会通过增加排尿量来排泄出去。但是，在腹泻的时候，身体内的水代谢就会被极大地影响。当病人出现腹泻，大肠黏膜遭到破坏时，对水分的吸收功能就会大大减弱，水分自然被大量排出，结果发生脱水现象，出现口渴、呼吸急促、头晕目眩等，严重时就会威胁生命，霍乱、痢疾等传染疾病就是这样夺走人们的生命的。

如果腹泻严重，一时未能控制，或者医疗条件不允许，就要及时补充液体。很多病人都怕"越补越泻"，其实，腹泻需补充电解质和水分，并非大家以为的喝点白开水那么简单。因为白开水或纯净水中电解质成分很少，不仅水很难被吸收，还容易导致水中毒，造成病人水肿。在腹泻时，应喝一些"特殊"的水分，关键时，它们可以挽救我们的生命。

●自制救命液：氯化钠 2.5 克（一啤酒瓶盖）、氯化钾 1.5 克、碳酸氢钠（小苏打）2.5 克、葡萄糖（或白砂糖）20 克、普通饮用水加至 1000 毫升。注意白糖不宜加得过多，以免造成渗透性利尿，加重脱水症状。腹泻有轻度脱水的病人可以用这个配方的液体，按每公斤体重 50 毫升计算，在 4 个小时内喝完。应用这种口服补液法，可使 90％ 以上各种原因、不同年龄的急性腹泻脱水得到纠正。这种救命液安全有效，又简单价廉，一般家庭都可配制应用。

●还有一种更简单的补液水：取米汤 500 毫升加入细盐 1.75 克。用法用量：按每千克体重 20~40 毫升，4 小时内服完，以后酌情补充。

●口服补盐液 (ORS 液)，可在就近药店或医院购买。与前两者自制补液相比，口服补盐液的成分更接近体液，效果更好。轻、中度腹泻病人都可以在家中使用。

值得一提的是，无论是否服用补水液，一旦腹泻严重，要及时找医生诊治。因为在重度腹泻过程中还会损失较多其他的电解质，这些通过普通的救命液是很难补充的，电解质紊乱，可以导致酸中毒、休克。

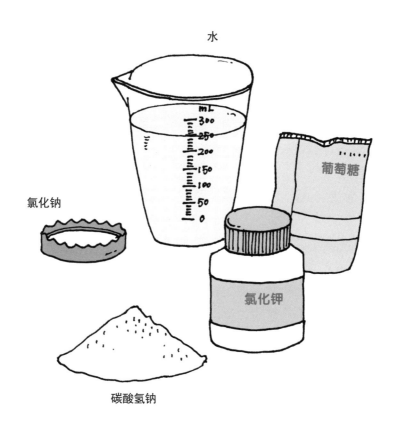

水

葡萄糖

氯化钠

氯化钾

碳酸氢钠

腹泻劳身，饮食安胃

非常多的人有这样的经验，认为腹泻的时候应该完全禁食，直到便便正常变干为止。理由很简单：腹泻的时候吃什么拉什么，还会加重胃肠负担，会导致腹泻更加严重。

实际上，这种经验并不完全科学。因为腹泻不仅让身体丢失大量电解质，还极大地影响了肠道对食物的吸收，如果完全禁食，体内的能量就会渐渐枯竭，身体也会跟着越来越糟。正确的做法是，根据腹泻持续时间的长短及腹泻次数的多少来选择恰当的食品。例如，病人腹泻初起，处于急性期，腹泻的次数多，这时病人丢失较多的水分及钠盐，胃的消化功能及肠的吸收功能均会减退。此时须及时补充水分和钠盐，尽可能让胃肠得到休息。可适当多饮淡盐水，进流质食物，如稀糜粥水、果汁、藕粉、葛粉等。少用豆浆、牛奶等以免产气而刺激胃肠，加重症状。

当腹泻经过治疗后，病情有所减轻，腹泻次数有所减少时，宜适当补充一定的营养及水分。因此，食物宜选用半流质饮食，可用咸瘦肉粥、明火白粥、烂饭、面条、麦片等，也可选用苹果、石榴等含有鞣酸的水果。但忌用含糖分高的各种饮料和甜食，如生冷果汁、汽水、雪糕等。薯类及寒滞的蔬菜，如菠菜、韭菜、芥蓝、豆苗等也不宜进食。此外，油腻的肉类、海鲜亦在禁忌之列。

当腹泻已止，病人需恢复体力，增强体质时，应当有限量、有节制地及时补充适当的营养，包括蛋白质、维生素及其他营养素。宜先进食易消化、纤维较少的食物，如软饭、新鲜的蔬菜、鱼、鸡肉、猪瘦肉、脱脂奶粉、鸡蛋白等，避免油腻、煎炸食物。然后逐渐恢复病前食谱及饮食习惯。

在恢复期，病人也可选用一些药粥帮助身体迅速恢复。例如：

●淮山芡实粥：选用淮山 30 克，芡实 30 克，大米 100 克。三物洗净共放砂锅内，用中至文火煮成糜粥，调味食用。

●莲子芡实粥：选用白湘莲肉 30 克，芡实 30 克，粳米 100 克，陈皮丝少许。将四物洗净，共放砂锅内，用中至文火煮粥，调味食用。

●白鲫鱼粥：选用活鲜鲫鱼 150 克，党参 12 克，淮山 15 克，粳米 100 克，生姜丝少许。先将鲫鱼活杀，去鳞、鳃及肠杂，洗净。党参洗净切段。淮山、粳米洗净。将鲫鱼放进铁锅内，慢火，短时间煎至微黄，然后与党参、淮山、粳米同放砂锅内，用中火至文火煮粥。粥将好时，放生姜丝少许。然后调味食用。

对付腹泻的家庭用药

虽然严重的腹泻最好去医院处理，可是也没有必要一拉肚子就往医院跑。当遭遇轻微腹泻时，我们完全可以自己用药搞定，下面教您一些简单的处理用药。

●黄连素：优点是安全性好，不良反应少，且价格便宜，是治疗感染性腹泻最常用的药物之一。

●呋喃唑酮：可用于肠炎性腹泻，效果较好。对其过敏者应禁用。

●磺胺类：其代表药物如复方新诺明，此药疗效好，但较易过敏，孕妇、严重肝肾疾病人禁用，早产儿、新生儿应避免使用，哺乳期妇女和幼儿应慎用。

●喹诺酮类：服药期间应充分饮水。孕妇、哺乳期妇女及儿童应避免使用，肝肾功能不良者慎用。

●蒙脱石粉：对病毒、细菌和细菌毒素有极强的吸附能力，使其失去致病作用，并通过覆盖于消化道黏膜上，恢复和维护消化道黏膜屏障功能。该药可与抗生素联合应用，在抗腹泻及缩短疗程方面具有显著疗效。

●盐酸洛哌丁胺(又名易蒙停)：能迅速止泻，并很快消除不适感。但是，服用该类药时须注意感染性腹泻宜与抗生素合用，对严重中毒性感染性腹泻应慎用，以免止泻后加重感染和中毒症状。

上述药物及其用法是指在一般性情况下的自我治疗，倘若在特殊情况下如食物中毒或细菌感染性腹泻伴有发热、腹痛、脓血便等现象时，则应及时去医院诊治。此外，自我用药止泻疗法无效时，即使无伴随严重症状，也应及时请医师诊治，避免耽搁病情，给身体造成危害。

小儿腹泻，饮食调养更重要

宝宝腹泻是每个家长都会遇到的问题，尤其是两岁以内的小儿，消化系统发育尚不成熟，如果不加注意，进食量过多或食物品种有改变，就会因消化功能紊乱而发生腹泻。另外，小孩胃肠道防御感染的能力差，也易受到细菌和病毒等的侵袭。对于小儿腹泻，一方面要查明病因，对因治疗，另一方面，饮食调理也很重要。

以前宝宝腹泻，比较强调限制饮食，理由是使胃肠道得以休息。事实上小儿腹泻不但不应该禁食，反而应鼓励患儿进食，理由是孩子正处于发育的黄金时期，需要充足的营养，而腹泻导致大量养分流失，如再限制饮食，无异于雪上加霜，诱发或加重营养不良，妨碍生长发育，导致免疫功能降低，腹泻也就更难以停止。

正确的做法是，6个月以上的腹泻患儿，继续按照已经习惯的食谱安排膳食，如粥、面条、烂饭加些蔬菜，饮食以清淡为原则，切忌生、冷、硬食品。不宜喝糖分较多的糖水、果汁、饮料，以免加重脱水。不满6个月者，如为母乳喂养，可继续用母乳；如有暂时性糖源性腹泻，可改用豆奶喂养，但泻止或好转后应恢复母乳。

下面介绍一些常用的食疗方。

●脱脂酸牛奶：100毫升去脂冷牛奶加36％酵酸液4毫升，或

85％乳酸 10 滴。牛奶经乳酸杆菌发酵后变成酸奶。此种酸奶中乳糖已分解成半乳糖,适用于腹泻患儿。

●焦米汤:将米粉放在锅内用文火炒至焦黄,加少量糖和水煮沸后服用。焦米汤有一定的热能,米粉炒热后可使部分淀粉转变成糊精,利于消化吸收;炒焦后的淀粉还有吸附肠内毒素及气体的作用。

●苹果泥:苹果切块,捣成果泥后食用。每天食苹果泥 2~3 次,每次 30~60 克。也可取苹果一个洗净切碎,加盐 0.8~0.9 克,糖 5 克,水 250 毫升共煎汤,分 2~3 次饮用。适用于 6 月龄以上小儿。苹果含有果酸,能吸附毒素,并含有鞣酸,具有收敛作用,适宜于小儿腹泻症。

●胡萝卜汁:取鲜胡萝卜 100 克洗净切碎放入锅内,加盐 3 克、适量水,煮烂后去渣取汁,每天分 2~3 次服用。有健脾消食作用。

●淮山药粥:粳米 50 克,淮山药细粉 20 克。同煮成粥,每日 2~3 次,具有健脾的功效。对迁延性、慢性腹泻有效。

●香菇汤:香菇 6~8 朵,洗净(基部菌木不必洗掉,保留效果更好),加水两碗,煎煮至一小碗,加少许食盐服。一次服下,每日 2 次。有止泻功效。

3

恼人的腹胀

谁把我们的肚子搞胀了

腹胀，就是指肚子胀胀的，多数情况下可以看见肚子鼓了起来。我们每个人都经历过腹胀，可是总也弄不明白是谁把我们的肚子搞胀了？

一般来说，腹胀的原因有两种：一种是胃肠功能差引起的，另一种是一些疾病引起的。前者很常见，有时是吃饱了撑着了，有时是吃了太多豆子之类的产气食物所致。这类腹胀很容易搞定，吃点消化药、顺气药三下五除二就能解决。后者很复杂，有时甚至会要了人的命，这才是我们应该警惕的。

要想治病就要找到病因，对于腹胀也是这样。腹胀的原因可简单归纳为：气胀、水胀、虫积、腹部肿瘤、腹脏肿大和腹脂堆积。

●气胀：通常与胃肠道功能失调有关，为胃肠道积气所致。常见于过食产气类食物、腹部受凉及一些疾病如慢性胃炎、慢性胆囊炎、结肠炎等。

●水胀：指腹腔内产生了过多的液体，即腹水，多见于肝硬化腹水、肾脏、心脏功能不全、低蛋白血症、腹内脏器破裂出血。水胀原因复杂，还是在医师的指导下治疗为妙。

●虫积：多见于学龄前儿童，源于肠道蛔虫病。小儿大腹便便，青筋显露，多食而不胖者，应注意肠道蛔虫病。虫积者防胜于治，注意个人及环境卫生，及时治疗肠虫至关重要。驱虫药与导泻剂（果导片，七水硫酸镁(又名泻盐)等)并用,效果不错,中药苦楝根皮、乌梅、槟榔均有制蛔功效。

●腹部肿瘤:腹部肿瘤种类极多,常会引起腹胀。肿瘤性腹胀多源于某一部位,除非硕大者,多表现为局部腹胀。若有不规则腹胀或扪及肿物者,当即请医生作详细检查,以免贻误病情。

●腹脂:上了年纪的人,尤其女性,因脂肪代谢的改变,常有皮下脂肪堆积,腹脂尤甚。腹脂太厚而严重影响生活者,可请整形大夫给予手术处理,一般不用治疗。

腹胀的原因很多,有腹胀而又未能自行解除,还是要早去医院查看诊治。

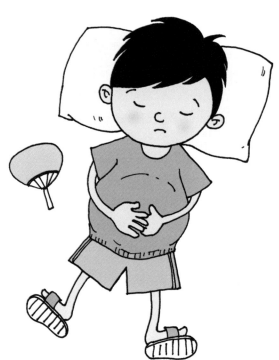

腹胀的误区

腹胀由很多因素引起,最常见的原因是由于胃肠道内存在过量的气体所致。胃肠道积气过多时,病人可以感到腹部不适,表现为嗳气、腹胀、肚子咕咕作响和多屁,有时可伴有腹痛。可是生活中大家都会把腹胀归为胀气,认为腹胀并非什么大不了的事,有时候可能会耽误病情。那么,人们在对腹胀的认识上有哪些误区呢?

误区一:腹胀不是大病。

其实,腹胀虽然不是一种独立的疾病,却是许多疾病引起的一种临床常见症状。

引起腹胀的常见原因有:①器质性疾病,如肠梗阻、腹膜和肠结核、胃肠道肿瘤、肝硬化、消化性溃疡、肠系膜血管性疾病等。此外,还有胸部疾病、脊椎疾病、内分泌疾病、泌尿系统疾病等。②功能性疾病,如消化不良症、肠易激综合征便秘型、神经官能症、B族维生素缺乏、药物反应等。③腹水,这时病情大多数都是严重的,不能掉以轻心。

误区二:腹胀用助消化药就会好。

山楂丸、健胃消食片、吗丁啉常是人们首先选择的助消化药。特别是吗丁啉,是临床上常用的一种新型胃动力药,广泛用于治疗反流性胃炎、食管炎和多种原因引起的胃蠕动减弱、胃排空时间延长,胃、十二指肠协调功能减弱以及消化不良、腹部饱胀、恶心、呕吐等症状的治疗。如果腹胀是因为肿瘤、结核性腹膜炎等疾病引起,腹内会产生大量腹水,这时用吗丁啉治疗,无论是对于消除腹胀还是消除腹水,都无济于事。

可见,腹胀并非我们想象的那样简单。如果腹胀不伴有腹痛、发热,可以服药、按摩腹部等自行处理,如果长时间腹胀未能解除并伴有腹痛、发热、食欲差或大便异常等情况,就要到医院仔细诊治,以免耽误病情。

自己搞定胀气

胀气者,肚子鼓得溜圆,叩之如鼓,腹内气体上蹿下跳,疼痛位置常会变化。一般经常运动的人很少会有胀气,反过来讲,整天不是坐着就是躺着的人才容易胀气。很多人都有这个经验:坐长途车,坐在那里很少动,没多久就会积攒一肚子气,又不好当场排出去,结果痛苦只好自己受着。

有的人不坐车肚子也是产气机器,经常性的胀气,冲得五脏六腑都苦不堪言。上医院去查,怎么也查不出来有什么病。我们日常生活中每个人都会遇到胀气,有时我们完全可以自己摆平。

●细嚼慢咽可以减少嗳气的发生,不嚼口香糖、槟榔并且戒烟。

●有部分人因小肠乳糖酶缺乏,胀气与喝牛、羊奶及乳制品有关,这类人可改服酸奶、去乳糖营养粉或加用乳糖酶制剂。

●避免或减少易产气的食物,如豆类、白菜、包心菜、黑麦、椰子、无花果、桑葚、核桃、甘蔗等,因这类食物中含易产气的植物蜜糖或菜豆糖等。少饮产气饮料。增加食物中纤维素含量,可加速肠蠕动而有利于排气。

●服用藿香正气丸、保济丸、肝胃气痛片之类中成药常可奏效。如属胃肠道功能不良,亦可用山楂、麦芽、谷芽、蔻仁、砂仁、厚朴、枳壳之类。七星茶对小儿亦有健脾消胀之功。

●可在餐前服用某些吸附气体的药物,如活性炭等,可减低肠管内气体张力,使大气泡变小。也可服自主神经调节剂如谷维素。

●服用某些微生态制剂,如双歧杆菌活菌胶囊(又名丽珠肠乐胶囊)、双歧杆菌乳杆菌三联活菌片(又名金双歧)、双歧杆菌三联活菌散(又名培菲康)、枯草杆菌二联活菌肠溶胶囊(又名美常安)、合生元益生菌等。但勿与抗生素同用,以免影响疗效甚至破坏肠道菌群平衡。

●长时间服用抗生素者，应停服各种抗生素，以恢复肠道内菌群间的平衡，有利于腹胀症状的改善。

●慎用抗胆碱能药物，如山莨菪碱（又名 654-2）、颠茄片、阿托品等。钙通道阻滞剂（如硝苯地平片）可使腹胀加重。

●腹部热敷或涂擦驱风油、松节油之类，在腹部脐周用手掌作同心圆形的轻按摩，由内向外，再由外向内，每次 5~10 分钟，每日 2~3 次，也可改善腹胀。

如果自己没搞定胀气，胀气长达数天，应停用任何药物，速去医院就诊。

肚子胀，摸清情况再用药

我们已经知道引起腹胀的原因十分复杂。一旦出现腹胀，有些人以为是消化不好、胃肠道中有"气"了。在现实生活中，许多人认为腹胀不是什么大病，大多挺一挺，自行买些药来用。不过，自行用药对付腹胀有许多学问，要想选用合适的药物，就应该对腹胀的治疗药物有更多的了解。

如果两肋发胀、上腹部发胀时，可选择促上消化道动力药。如吗丁啉，但孕妇及一岁以下儿童慎用，不宜与阿托品、颠茄合用。

若以中下腹胀为主且屁多、屁臭时，可选择莫沙必利。该药为全消化道促动力药，不仅可增进食管、胃肠的运动，而且也可以增强大小肠的蠕动。在便秘和肠胀气时也可服用，但需注意肝、肾功能不全的病人要减量使用，孕妇、乳母、儿童慎用，消化道出血时禁用。

如果嗳气伴屁多，用消胀片可消除肠道中的泡沫，帮助排出气体。此外还可抑制肠内产气菌的生长，所以可以消气胀。

微生态制剂是由益生菌及其代谢产物和生长促进物质制成的制剂。一方面可刺激肠道蠕动，促进排气、排便，另一方面补充益生菌限制腐败菌的生长,调节肠道菌群平衡和水分,可作为动力障碍性疾病治疗的一种选择。

由于临床上腹胀的原因复杂,常不是某种单一的原因所致,所以采用某种药物往往很难生效。不妨联合用药,例如:促胃肠动力药与微生态制剂联合应用,必要时加用中药。

常用的中药有四磨汤、邦消安等。此外还有保和丸、香砂六君丸、健胃消食片、神曲胃痛丸等也可选用。

如果合理选用药物治疗,症状总不缓解,就不要再自行处理,应到医院求医,查明原因,因为很可能是有器质性病变了。

胃肠道里的战争

道高一尺魔高一丈

1 一般炎症性胃肠道疾病

来势汹汹的急性胃炎

做了多年的消化科医生,都会对一些患有胃炎的病人越来越惋惜了。医生们惋惜的不是病人太多而耽误了午饭时间,也不是因为病人不厌其烦地询问对电视上各种各样胃药广告的看法,而是他们只需要早点治疗、注意生活方式就能轻松搞定胃炎,最后却拖成了慢性,甚至是胃癌。胃病病人中有为数不少的人是老病人,他们得了胃病多年,医生苦口婆心劝导多年,结果还是有一部分人变成了胃癌病人。最抓心挠肺的就是千叮万嘱当了耳边风!

国内的胃炎病人有多少?你看看电视上有多少胃药广告就知道了,买的人不多哪个广告商肯花钱做广告?不是我们的肠胃天生就不好,是我们的观念有问题。拿急性胃炎来说,病因大多数是一些错误的生活方式引起的。比如暴饮暴食、狼吞虎咽,空腹吃辣椒、喝咖啡和浓茶,吃过冷、过热的食物,变味道的菜还舍不得扔掉照样吃,都是引起急性胃炎的凶手,我们扪心自问一下,哪个病因是我们避免不了的?

真要是患了急性胃炎,像恶心呕吐、腹痛、没食欲、跑肚拉稀等消化道症状都算是轻的,严重一点的还会因为胃出血而便血、呕血。

如果患了急性胃炎,治疗起来也不难,但是千万别拖延。一些病人脑袋转不过弯来,以为腹痛没啥大不了,吃点止痛片就行了。止痛片是什么?有点医学常识的人都知道这是治标不治本。假如一个人得了胃癌，腹痛得要紧，就拼命吃止痛片，有用吗？疼痛止住了，疾病可不会消失！而且止痛片还会掩盖症状，本来医生可以轻松凭借一些症状正确诊断疾病，却被止痛片给搅和了，这是坏事还是好事?!

所以说，有了病不能瞎忍，该吃药吃药，该看医生看医生，光求己不求医，等疾病变严重那一天，你想后悔都没药可吃。特别是遇到剧烈呕吐、腹泻、呕血、便血和休克的病人，什么都不用想，赶紧往医院送，别妄自处理。

急性胃炎怎样治疗是医生们的事，可是作为病人也要积极地配合。一定要注意两点：第一就是停止一切对胃有刺激的饮食和用药，可暂时禁食两餐，之后吃些易消化的清淡、少渣的粥或汤；第二是要尽可能多饮水，补充呕吐腹泻丢失的水分，饮用白开水中加少量糖和盐组成糖盐水即可，但不要喝含糖过多的饮料，以免产酸过多加重腹痛。对于腹泻、发烧的病人，医生会适当应用小檗碱（又名黄连素）、诺氟沙星（又名氟哌酸）等抗菌药物，便宜有效，但病情较轻者最好别用，以免加重对胃的刺激。如果腹痛难忍，医生或许会用颠茄片或阿托品来止痛。千万别自作主张，比如拿热毛巾热敷腹部止痛，如果恰好碰上胃出血就倒霉了，毕竟普通人很难知道肚子里发生了什么事情！

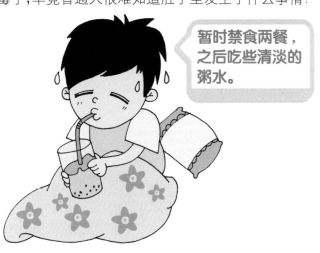

暂时禁食两餐，之后吃些清淡的粥水。

慢性胃炎，生活习惯决定治疗效果

消化科医生们在一起时经常会开玩笑说，每个消化科医生都有一批"忠实"的粉丝，时不时会来看他们，几十年如一日。其实这些人并不是什么粉丝，谁愿意总到医院转悠？医生们说的这些人是被消化道疾病折腾了几年甚至几十年的病人，绝大多数是慢性溃疡病人和慢性胃炎病人。我们之前说过的急性胃炎和慢性胃炎有很大不同。单从字面上来理解吧，急，就是快，快速得病、快速治疗、快速痊愈。慢就不一样了，特别是慢性胃炎，得慢慢治疗，也得慢慢痊愈。

慢性胃炎和急性胃炎也不是一点关系都没有，很多慢性胃炎病人就是拖来拖去不好好治病不注意生活，拖成了慢性胃炎。

有这样一位病人：三十几岁就做上了经理，可能整天烟里来酒里去，年纪轻轻就得了急性胃炎，因为生意忙也没好好治，久而久之拖成了慢性的。每个慢性胃炎病人都知道得了胃病不好受，更别提成天应酬，这时病人就会找到医生，希望快点把病治好。医生说不可能，你要是不戒掉烟酒这辈子都别想。医生们有个心照不宣的无奈，就是劝一个病人改掉不良的生活习惯有多难。这位经理口头答应了，可没往心里去，每次都到犯病的时候来找医生，应了急就没影了。反反复复很多次，等到四十几岁时还是这家医院的忠实病人。有一次又胃痛了好多天，吃药也不管用了，大便颜色也不对，就又去光临医院。医生一听觉得不对劲，赶紧给做了一个胃镜，结果竟然是胃癌。没办法，做手术，切掉了大半个胃，才保住了小命。

所以你看，改变不好的生活习惯对一个慢性胃炎病人来说多重要！怎么改变不好的生活习惯？很简单，别吃太刺激的食物，太辣的、太冷的、太烫的、太酸的都别吃，烟酒也别沾，该吃饭时吃饭，该睡觉时睡觉，你不折腾胃，胃也不会折腾你。

慢性胃炎病人还有一点要注意，就是不要偷懒，按时正确服药。

为什么这么说呢？因为 60% 的病人都感染了幽门螺杆菌,这个病菌不除,慢性胃炎也好不了。

慢性胃炎病人最关心的是这个病会不会变成胃癌,可以负责任地说,完全有这个可能。胃炎有个经典的进程,就是浅表性胃炎变成萎缩性胃炎,再变成胃癌。浅表性胃炎比较轻,也能慢慢治好。但是如果长期放着不好好治,就会变成萎缩性胃炎,而萎缩性胃炎是胃癌的前身之一。得了几年、十几年的慢性胃炎病人除了上面说的那些注意事项,最好每隔一年去做个胃镜,很容易把早期胃癌揪出来,不用等到晚期时才后悔莫及。一般来说,从胃炎变成胃癌可能需要 16 ~ 24 年,看起来时间挺长的,但是三十多岁得了胃炎,四五十岁就得胃癌了,再过几年担惊受怕的日子就要寿终正寝了,还嫌长吗?

克罗恩病,特殊疾病须特别对待

提起克罗恩病,很少有人会认识它,人们认为克罗恩病是一种怪病,因为它的名字和其他疾病不同。克罗恩病似乎离我们很遥远,实际上,它是一种比较常见的胃肠道疾病。话说 1932 年,外国人克罗恩发现并描述了这种病,而在 1973 年,国际上正式将这种病命名为"克罗恩病"。

克罗恩病的表现和其他肠胃疾病有所区别,常为右下腹或肚脐周围隐痛,排烂便,一般无明显的脓血便,有时有腹部包块、瘘管形成和肠梗阻表现,可同时有发热和营养不良,以及关节、皮肤、眼、口腔黏膜、肝胆道病变等。

普通药物并不能完全治愈克罗恩病,有时,这种疾病常需要进口药物来治疗。

治疗克罗恩病的药物有几种,如氨基水杨酸类药、糖皮质激素(如泼尼松、地塞米松等)和免疫抑制剂(如硫唑嘌呤、环孢霉素等),其中最有效的是硫唑嘌呤；可辅助用抗生素(如甲硝唑、喹诺酮类等)、肠道微生态药和肠道营养药。

如果上述处理仍无效，可选用抗肿瘤坏死因子单克隆抗体进行治疗，但价格昂贵，也不能完全根治。

最后可选择手术切除病变的肠段，但主要是针对克罗恩病的并发症，要非常慎重和严格的选择适应证，因为术后复发率仍较高，且并发症较多。若能尽早诊断和治疗，可有很好的效果，或可长期控制病情的发展。

有部分病人常反复发作并不断恶化，因此需要长期服用药物维持治疗，如选择 5- 氨基水杨酸、硫唑嘌呤、甲硝唑等。

克罗恩病可能有恶化或癌变的倾向，所以，定期的内镜随访非常重要。

溃疡性结肠炎，不是癌症的癌症

对于溃疡性结肠炎，一直有一种说法，称它为"不是癌症的癌症"，病人头疼，医生也头疼。原因不仅是因为溃疡性结肠炎会引起腹痛、脓血便、腹泻等症状，还因为许多病人经过反复治疗，效果却不理想，很难快速根除这个疾病。

正是因为这个病总是反复无常，所以很多病人最后都失去了信心。

有个病人老李，是个中学教师，被长期腹泻、便血、下腹痛、全身无力折腾了六七年，八方求医四处问药，病情总不见起色。五颜六色的西药抗生素片，不知吃了多少，煎中药的药罐都破了五六个。后来他已经完全失去了治疗的信心，快被折磨成抑郁症，要不是家属拖过来，他死活不去医院。到了医院，见面就送给医生一句"我不相信你们这些医生，没一个能把我的肚子治好"。医生不能跟病人计较，就笑呵呵地说:"我知道,我也相信你很痛苦,也相信你吃了不少乱七八糟的'家传秘方',也相信你反反复复很多年都没治好,我还相信你没有进行过一次系统治疗,还相信你要是现在还不治疗,将来可能转变成结肠癌! 但你要是相信我,两三个月之内我就能让你痊愈!"老李被医生说得心动了,愿意再相信一回。经过一个多月的医治和调养,老李自我感觉病情显著好转,腹泻及腹痛也减轻不少,体重也开始增加。三个月之后,老李的病情基本痊愈。

所以说,治疗溃疡性结肠炎,最重要的不是用多先进的药,去多高级的医院,而是自己要有一定能治好病的信心,这才是治好病最首要的条件。

当诊断出溃疡性结肠炎,治疗目标是尽快控制炎症,缓解症状。因此,该病在活动期间需要卧床休息,饮食以易消化、少纤维、高营养为主,但是要注意不要饮用牛奶及乳制品。如果病情很严重,就须禁食几天,并于静脉输入营养素,使肠道暂时得以休息。

溃疡性结肠炎病人容易犯一个错误,就是对每天的腹痛腹泻习以为常,忽略了其中的细微差别。事实上,每日腹泻的程度轻重不同,治疗方法也不完全一样。

●轻度腹泻的病人症状较轻微,每日腹泻不足 5 次。这种情况可以考虑服用中药,同时结合使用西药美沙拉嗪或 5- 氨基水杨酸、柳氮磺胺吡啶。

●重度者每日腹泻常在 6 次以上,为水泻或血便,腹痛明显伴发热,热度可超过 38.5 摄氏度。一般应给予糖皮质激素治疗。

●中度者则介于轻度和重度之间,可以使用水杨酸类制剂治疗,反应不佳者适当加量或改服皮质类固醇激素。

●而当急性发作得到控制之后,缓解期的维持治疗就显得极为重要。一般来说,活动期治疗不应少于 4 周,而缓解期治疗至少要 6 个月,维持治疗的时间一般不少于 1 年。对于严重发作、病变范围广泛和发生严重并发症者,则需要外科手术治疗。

除了西药外,一些食疗方和中药在对付溃疡性结肠炎上也有非常好的效果。

●党参牛肉汤:牛肉 500 克,党参 30 克,当归 10 克,枸杞 10 克,生姜 10 片,红枣 10 粒。将以上汤料洗净,一起放入汤锅,加适量清水,大火煮沸后改慢火 2 两小时,调味后食用。

●白术莲子粥:白术 15 克,莲子 10 克,大枣 10 克,粳米 60 克,加水煮粥常服。

●白芍牡蛎汤:白芍 20 克,牡蛎 30 克,陈皮 5 克,生姜 5 克。牡蛎放入砂锅中加清水 5 碗,煮沸 20 分钟加入白芍、陈皮、生姜同煮,调味后食用。

●补脾益肠丸:就是胃肠分溶型水蜜丸,在传统的用药基础上,给药丸穿上了两层"衣服":"外衣"可以保证一部分药物到达胃后被释放出来,"里衣"则可以让另一部分药物到达小肠后再崩解。这就类似于针对性地给胃和肠"吃"不同的药,从而使药丸中所含的黄芪、党参、白芍等直达患处,在最需要它们的地方发挥出最大的作用,起到治疗溃疡性结肠炎的作用。

急性阑尾炎,警惕右下腹的反跳痛

我们在前面的文章中介绍过,阑尾就是长在盲肠上的一个状如蚯蚓的管状器官,它不像胃肠一样能帮助人们吸收,已经慢慢变成一种退化器官。就像猿猴进化成人类之后,尾巴就不见了,但是如果你用手沿着脊柱往下摸,仍能摸到当年长尾巴的地方,这就是尾骨。阑尾和尾骨一样,都是人类在进化中的一种退化产物,说不定将来某一天他们就会消失。

但是阑尾也不是一无是处,它在消化吸收上已无功能,却含有丰富的淋巴组织,在免疫上仍有一定作用。中年以后,阑尾中的淋巴组织逐渐退化,阑尾基本上成了一个无用之物。

阑尾并不是个"省油灯"。阑尾不大,却有一个腔,它开口于盲肠,另一端已经闭合。即使它已经对我们没有多大用处,但还是有血管为它供应血液。这样问题就来了,一旦阑尾腔内掉入粪石或者致病菌感染,就极易引起炎症和供血障碍,这就是我们常说的阑尾炎。阑尾炎分为急性和慢性两种,一般来说,慢性阑尾炎常常是急性阑尾炎没有经过彻底治愈而转化形成的。

急性阑尾炎是一种很凶险的疾病,它常会引起阑尾穿孔,炎症便会蔓延到整个腹腔,导致腹膜炎,如果没有经过及时的治疗,常会引起病人休克甚至死亡。

阑尾炎发作时有一个明显的特征,我们常可以根据这一特征来进行判断。急性阑尾炎发作时,病人常出现中上腹或脐周疼痛,数小时后才转移到右下腹,并引起持续性疼痛。这种转移性右下腹痛是急性阑尾炎最重要的特征,而且当用手触压麦氏点(本书 Part1 中有详细介绍)时,就会有局部压痛和反跳痛(手指压迫炎症区突然松手时出现的疼痛)。除右下腹痛这一症状外,还可有恶心、呕吐、腹泻、便秘等症状。

如果腹痛病人出现上诉症状时,多半说明是急性阑尾炎在作祟,要及时送往医院。但并非所有急性阑尾炎都会有这么典型的症状,少数不典型的病例,症状扑朔迷离,更增添了急性阑尾炎的危险性。比如,小儿阑尾炎时,孩子常常表达不清,易被忽视,因此,对于小儿突然出现的腹痛或不能解释的哭吵,呕吐、腹泻等症状,家长应多花一点心思,警惕会不会是急性阑尾炎,早一点去就诊。老年人阑尾炎也不容易辨认,而且常会突然恶化。老年人由于反应性差,阑尾梗阻和发炎后,常无转移性右下腹痛的规律。当老年人患有急性阑尾炎时,阑尾腔极易穿孔,穿孔后又极易发展成弥漫性腹膜炎而危及生命。因此,对老年人任何轻微的腹痛主诉及其他腹部症状和畏寒、发热等表现，都应仔细检查和观察，不要忘记有急性阑尾炎的可能。怀孕的妇女得阑尾炎时也不容易判断，且很容易穿孔，发展成腹膜炎，还会导致流产和早产。因此，对妊娠妇女的腹痛和消化道症状，同样不能掉以轻心。

对于急性阑尾炎，到医院进行手术切除是最好的选择。

原因有二：第一是要避免贻误时机，造成阑尾穿孔和并发腹膜炎。第二个原因是非手术治疗后的急性阑尾炎，其复发率非常高，10％在半年内复发。50％在5年内复发，共有77％以上将演变成慢性阑尾炎而反复发作。因此，为避免以后麻烦，还不如在急性期一刀了结。

当然，在有些情况下还是应先采用非手术治疗，如妊娠合并的急性单纯性阑尾炎，为避免手术可能引起的流产或早产，应先争取保守

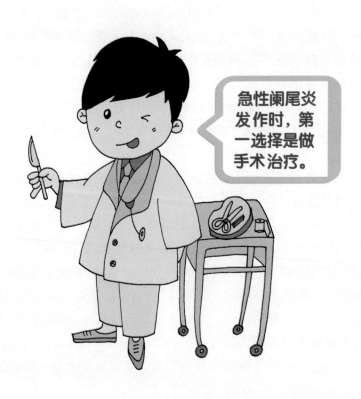

急性阑尾炎发作时，第一选择是做手术治疗。

治疗,若打针吃药不能奏效,再考虑手术;又如年老体弱病人得了急性单纯性阑尾炎,也总是希望先行保守治疗成功,不得已才冒险手术;有其他更重要手术前后以及阑尾炎发病已经超过 72 小时一般首先选择非手术治疗。

非手术治疗的措施包括选择有效的抗生素和补液治疗,医生们常用头孢类抗生素和甲硝唑联用来治疗阑尾炎。但治疗过程中必须密切观察,若局部压痛和肌紧张加重,体温和白细胞反而升高,表明阑尾的炎症在加剧,非手术治疗疗效不好,就应抓紧时机进行手术。

慢性阑尾炎,对阑尾按下删除键

慢性阑尾炎包括原发性慢性阑尾炎和继发性慢性阑尾炎。其中,原发性阑尾炎常不知不觉发病,但是阑尾炎的典型症状并没有很快显现出来,病程持续时间较长,几个月到几年,病程中没有反复急性发作的现象。而继发性慢性阑尾炎常是首次急性阑尾炎转化过来的,久治不愈,病程中可再次或多次急性发作。绝大多数的慢性阑尾炎都是急性阑尾炎转化过来的。

一般来说,慢性阑尾炎无论有无急性发作,都建议切除阑尾,以除后患。因为一旦发生急性发作,若仅给予抗感染治疗,有可能使感染局限化而好转,但却不能根治,一般会形成阑尾局部脓肿,还可能与周围组织发生粘连。这种情况下很容易复发,而且粘连越严重,手术操作也越困难。

如果急性发作较严重,甚至穿孔发展为急性腹膜炎,治疗就更为棘手。

慢性阑尾炎总是反反复复,给自己添了不少麻烦,只有到医院彻底的治疗,才不会再让一条小小的阑尾折腾自己的肚子。

溃疡——胃、十二指肠难以摆脱的噩梦

引起消化性溃疡的病因有哪些

常会见到一些胃痛的病人，多数为青壮年，有频频发作的中上腹痛，或伴有反酸嗳气，有时饿了痛，有时饱了痛，吃一点食物如饼干、蛋糕或小苏打片后不久，腹痛便减轻或消失。隔了一段时间，这种情况就会有所缓解，可是不久后又会出现胃痛。不少人遇到这种情况常常是塞一把止痛药放在嘴里，结果呢？不仅没怎么止痛，还可能会加重胃痛。

这并非是什么怪病，此种胃病非常常见，几乎我们每个人都遇到过这样的病人，一般来说，每5个男人和每10个女人中，就会有1人在其一生中的某一时期患上这种病，这就是消化性溃疡。消化性溃疡通常是指发生在胃或十二指肠的溃疡，分别称为胃溃疡和十二指肠溃疡。信不信由你，我们的胃不仅是消化食物的重要器官，它一生中还在不断分泌腐蚀剂，这种腐蚀剂就是胃酸。在平时我们的胃有一层保护膜可以阻碍胃酸，所以大部分时间它不会把我们的胃腐蚀掉。但是一旦我们的胃出了毛病，导致胃酸过多或者保护膜被瓦解，胃酸和胃蛋白酶就会穿过保护膜消化掉胃或十二指肠黏膜组织，这样便引起胃或十二指肠溃疡，因此称为消化性溃疡。

近年来，随着都市生活节奏的加快，越来越多人患有消化性溃疡。

消化性溃疡让人痛恨的不仅仅是因为它会带来难以忍受的上腹痛和消化不良,它还可能给 10%~25％的病人带来严重的并发症:溃疡引发的大出血、溃疡穿透胃肠壁引起的急性腹膜炎、溃疡长期反复发作引起的幽门梗阻。消化性溃疡还有可能演变成癌症。

可是,平时完好无损的胃肠,为什么会患上溃疡呢?到底哪些因素会让我们的胃和十二指肠出现深浅不一的"坑道"?

●**过多的胃酸**:嘴里含一大口醋是什么感觉?酸!刺激性强!实际上,醋的酸度只是众多酸中比较弱的,我们身体里的胃酸就比醋酸强很多倍。我们身体健康时,因为胃表面的保护膜,胃酸难以伤害到我们的胃。可是当胃酸过多时,就会使胃里面帮助消化蛋白质的一种物质(胃蛋白酶)增加,于是胃表面的黏膜就会被过多的胃蛋白酶消化,引起溃疡。医学上有句老话叫"无酸则无溃疡"。患十二指肠球部溃疡者,绝大多数胃酸过多。

●**一种讨厌的细菌**:有一种讨厌的细菌是胃的天敌,它的全称是幽门螺杆菌。这种细菌不仅可以引起慢性胃炎,也是消化性溃疡的重要病因。一旦感染幽门螺杆菌,它们便会在胃里扎根,不断地刺激胃黏膜,促使胃炎转为胃溃疡,甚至发展为胃癌。

●**难以避免的遗传**:胃溃疡病人的家族中胃溃疡的发病率较正常人高 3 倍,而在十二指肠溃疡病人的家族中较多发生的是十二指肠溃疡而非胃溃疡,这都说明了消化性溃疡具有遗传倾向。

●**有些药物很伤胃**:某些解热镇痛药、抗癌药、肾上腺皮质激素等药物会破坏胃的黏膜屏障,让胃黏膜直接暴露在胃酸之下,久而久之就会引起胃溃疡。比如,应用阿司匹林者较之不用阿司匹林者胃溃疡病的患病率约高 3 倍。另外,酒精也会破坏胃黏膜屏障,引起胃溃疡。

●**不良生活习惯**:太烫太冷的食物、咖啡浓茶、辛辣调料、泡菜等食品对胃伤害很大,吸烟酗酒以及偏食、暴饮暴食等不良生活习惯,都可能是本病发生的有关因素。

●容易引发胃溃疡的性格：拘谨、好依赖、缺乏进取心、不善交际、缺乏主见、犹豫不决者，更容易患消化性溃疡。持续强烈的精神紧张和忧虑、沮丧等情绪，以及长期的过度脑力活动，缺乏应有的休息与调节，对消化性溃疡的发病或病情加重导致出血都有明显的作用。

你患了消化性溃疡吗

一位 25 岁的青年，常常感到中上腹疼痛。有时夜间睡眠中也会痛醒。更使他感到奇怪的是，腹痛竟像时钟报时那么准确，每到上午 10 时多，下午 4 时许，中上腹就会出现灼痛，直到吃了午饭和晚饭，疼痛才告缓解。实在受不了了，他就来到一家医院求治。医生听了他的陈述后，立刻蛮有把握地说："你可能患了十二指肠溃疡，先做个 X 线检查吧，然后按时服药就会好起来的。"结果，胃肠 X 线检查报告果然为十二指肠溃疡，医生给他开了药物，自此以后，再也没有出现过腹痛了。那位消化科医生，为什么会迅速做出诊断呢？当我们上腹部疼痛时，怎样根据一些证据来判断自己是不是得了溃疡病呢？

当上腹部隐隐作痛的时候，绝大多数人都会把它理解成闹肚子、吃得太急或者是胃肠炎症，很少有人会想到这有可能是胃溃疡在作怪。于是，很多胃溃疡由初期很小的病灶发展成后期溃疡穿孔、胃出血甚至发展成癌症，而吃进去的助消化药、抗菌药和止痛药对它都没什么根本的疗效。

其实，消化性溃疡很容易会露出马脚，如果细心一些，我们就会通过一些蛛丝马迹来揪出消化性溃疡。这样的话，我们就可以早点找医生治疗，在溃疡症状很轻的时候就将它扼杀在初始阶段，再不会有后顾之忧。这里罗列一些消化性溃疡的日常表现，来帮助我们判断。

溃疡病人常自觉反酸、胃灼热，这是因为消化性溃疡常由胃酸过多引起，很多消化性溃疡病人还会出现反胃、嗳酸嗳气等症状。病人还可能出现唾液分泌增多、恶心呕吐、黑便、消化不良等消化道症状。

　　疼痛也是消化性溃疡最主要的症状,也常被医生们用来判断是否是溃疡。溃疡病引起的疼痛有以下几个特点:

　　●长期疼痛:如果没有意识到溃疡病的危险,拖着不治,溃疡就会常常自行愈合却又好复发,所以病人上腹疼痛经常长期反复发作,病程可长达几年甚至更长。

　　●很有节奏的疼痛:消化性溃疡常常上腹疼痛数天或数周,然后会缓解较长时间。经常出现这样断断续续的疼痛,多在春秋季节发作。

　　●饥饿痛或者饭后痛:胃溃疡病人常常在饭后1小时内疼痛,而十二指肠溃疡常常在两餐之间疼痛,特别在晚上睡觉后常被痛醒。

　　●疼痛部位:消化性溃疡引起的疼痛常在上腹部。

　　●疼痛感觉:多呈钝痛、烧灼痛、饥饿样痛,一般较轻而能耐受。持续性剧痛常表示溃疡穿透或穿孔,情况很危险。

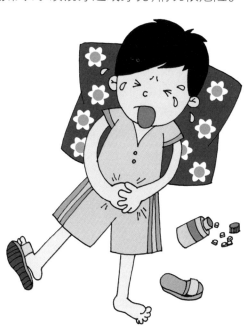

●影响因素：疼痛常因精神刺激、过度疲劳、饮食不规律、药物影响和气候变化等原因诱发或加重；可因休息、进食、服制酸药、以手按压疼痛部位和呕吐等方法减轻或缓解。

●用手指能感觉到的疼痛：用手指按压上腹部时会有程度不重的压痛，一般来说，压痛部位多与溃疡的位置基本相符。

消化性溃疡的严重后果

如果以为消化性溃疡没什么大不了，顶多是腹部疼痛和消化不好，不会有什么大碍，那就大错特错了。其实在溃疡初期，花上一点点钱去治疗，在生活上注意一些，大多数溃疡都能治愈。

可是很多病人选择了一拖再拖，腹痛了就嚼两片止痛药，消化不好就吃助消化药，生活上仍不注意，喝酒吸烟吃辣椒，很多早期溃疡的病人最后因为溃疡大出血、穿孔甚至转化成癌症而切掉大部分胃，等在鬼门关走上一遭后才想起要好好对待自己的肠胃时已经晚了，后半辈子的生活质量大幅下降，寿命也要缩短很多。

消化性溃疡真的有这么严重的后果？答案是如果你认真对待它，它不过就是个小病，如果你不拿它当回事儿，它就会带来很严重的后果。很多溃疡病病人就遭遇过以下几种可怕的严重后果。

第一种后果是大量出血。因为很多病人对自己的消化性溃疡并不在意，大出血的发生率占所有病人的 20%~25%。而且，在一次大出血后即使经过治疗暂时止住了出血，也比较容易发生第二次或更多次出血。

大量出血的后果是什么？不用想都可以猜得出。如果身体被刀子割了一个口子导致出血过多，就会让人头昏眼花、血压下降、昏迷休克甚至死亡，更何况消化性溃疡大出血是发生在消化道里，看不见摸不着，不到医院根本没办法止血，更容易发生意外。

第二种后果是穿孔。其实消化性溃疡就是胃壁和十二指肠壁上被"凿出"一个或几个小洞洞，不加注意和治疗，这些小洞洞就会越变越大、越变越深，最后穿透胃和十二指肠，形成一条"隧道"。急性穿孔后，十二指肠或胃里的食物、大量细菌、胃肠消化液等就沿着"隧道"流入胃肠外面进入腹腔，导致急性弥漫性腹膜炎。急性腹膜炎可以引起病人腹部剧痛，翻身、咳嗽更会加剧疼痛。病人常因为疼痛而卧床、两腿卷曲而不愿移动。不仅如此，因为腹膜剧烈的炎症，病人常常发生休克，表现为烦躁不安、面色苍白、四肢湿冷、心动过速，不迅速治疗，就会危及生命。

第三种严重后果是幽门梗阻，这经常发生在倒霉的十二指肠溃疡病人身上。十二指肠溃疡可在胃和肠道的连接处引起管腔粘连，造成

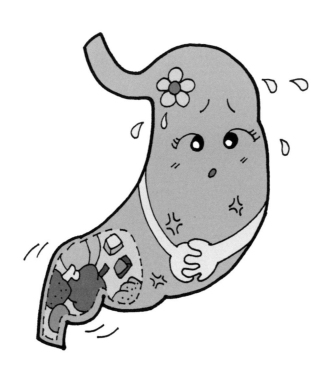

"交通堵塞"，胃里的食物没办法进入到肠道，都堵在胃里，引起病人呕吐，呕吐常发生在吃饭后的半小时到 1 小时之间。长时间的呕吐不仅让吃进肚子里的食物全都变成废物，还会使胃液和大量的矿物质丢失，从而引起代谢性碱中毒，并出现呼吸短促、四肢无力、烦躁不安甚至发生手足抽搐。不加以处理，也会危及生命。

癌变：这是我们最不愿意看到的后果，可是消化性溃疡可能会引起癌变的事实不因我们的意志而消失。一般来说，反反复复的胃溃疡有可能最后发生癌变，而十二指肠球部溃疡则很少引起癌变。

如此看来，消化性溃疡并不像口腔溃疡一样是个无关紧要的疾病，一旦它发起威来，就会给我们一个致命的打击。

消化性溃疡如何用药

尽管消化性溃疡有很多严重的并发症，但并不是每个溃疡病人的病情都会变得如此严重。目前，治疗消化性溃疡的药物有很多种，疗效确切。在经过正规的药物治疗之后，绝大多数的病人都会好转或痊愈。

那么治疗消化性溃疡的药物有哪些？我们在生活中如何正确选用药物来治疗消化性溃疡呢？其实，用药治疗消化性溃疡并不复杂，我们知道胃酸过多和幽门螺杆菌是引起消化性溃疡的两大元凶，所以，消化性溃疡的用药自然包括降低胃酸药物和抗菌药，另外还少不了胃黏膜保护剂和一些对症的药物。

到底如何根据自己的病情正确用药呢？

选择药物以有效、安全为原则，也要兼顾药费负担。消化性溃疡一旦确诊，应接受连续 4~6 周的药物正规治疗，常用甲氰咪胍、雷尼替丁、法莫替丁，一般不需合用其他药，但如果腹痛症状明显，可以加用中和抗酸药。对于溃疡面大而深，治疗很长时间却没有什么办法，其他药物无效者,可给予洛赛克,常可奏效。亦有人首选得乐,这对胃内幽门螺杆菌感染明显的病人兼有杀菌作用。但要根治幽门螺杆菌必须联合用药。

对于有上腹痛的病人,如怀疑患有溃疡病,在未经确诊前,多先用中和性抗酸药以观疗效,如上腹痛无好转,则应安排胃镜或X线钡餐检查以明确诊断。消化性溃疡合并出血是很常见的并发症,应即入院治疗,目前有了洛赛克等强抗酸药,结合其他止血措施和内镜治疗,绝大多数病人都能止血,不必紧急手术治疗。

对于有幽门螺杆菌感染者,可以考虑用2~3种抗菌药物联合治疗,因为这个细菌不除,溃疡很难治好。

消化性溃疡如合并有穿孔或幽门梗阻,药物就没什么办法了,往往需要手术治疗。

告别溃疡反复,食养是关键

有不少的消化性溃疡病人,在患病初期吃了不少药,暂时溃疡症状会得到缓解,可是日久生变,溃疡又复发了,而且总是时好时坏,反复出现中上腹疼痛,常常埋怨治疗的药物"不灵",有的甚至不愿就诊而出现各种并发症。难道真是药物没有起到作用,没有去根儿,致使病情反复? 其实,用药不当并非主要原因,溃疡反反复复,跟病人不当的生活习惯息息相关,特别是对溃疡病的饮食原则和饮食治疗认识不足。

那么,溃疡病人的饮食原则有哪些呢?

首先要养成良好的饮食习惯,定时进餐,避免过饥过饱,每餐进食量要有一个基本定量。在发作的急性期,宜少量多餐、定时定量,白天可每隔2小时进食1次,等症状得到控制,就应马上改为平日的一日三餐,同时应避免餐间零食。

其次要避免一切可使增加胃酸分泌和损伤胃肠黏膜的食物,如过甜、过咸或过酸的食品;有强烈刺激胃酸分泌的食物(如浓肉汤、肉汁、鸡汤、鱼汤等)和强刺激性的调味品(如辣椒、胡椒、咖喱、芥末等);有刺激性的饮料(如浓茶、咖啡、汽水、酒类等);过冷、过烫、过硬和容易产气的食品。

膳食中要有适量的热量、蛋白质和维生素,特别是优质的动物蛋白、维生素A和维生素C,以促进溃疡愈合。如蛋类、乳类、瘦肉、动物肝脏、菜汤、果汁等比较相宜。在烹调方法上应以蒸、烧、煮、烩、炖为主,用煎、炸、烟熏、腌腊、生拌等法烹制的菜,不易消化,在胃内停留时间较长,易增加胃肠负担,不宜多吃。

除了在饮食方面有所注意,还可选用以下几款改善消化性溃疡的食疗方。

●党参猪脾粥:猪脾1具,党参15克,陈皮6克,粳米60克,生姜3片、葱适量。将猪脾洗净,切薄片,葱、陈皮、生姜洗净,切碎;把党参、粳米洗净后放入锅中,加清水适量,文火煮沸后下陈皮,再煮成粥,然后下猪脾、姜、葱煮熟,调味即可,随量食用。

●丁香焖鸭:水鸭500克,丁香5克,肉桂5克,草豆蔻5克,陈皮3克,砂仁3克,生姜、葱花各适量。将丁香、肉桂、草豆蔻、陈皮、砂仁洗净,用水浸泡,并煎取药汁;水鸭活杀,去毛、肠脏,洗净并将水控干。起油锅,用生姜和葱爆香水鸭,加入药汁,加酱油、酒、精盐、白糖适量,焖至鸭肉熟即可。随量食用。

●麦芽山楂鸡蛋羹:鸡蛋2只,麦芽15克,山楂18克,淮山药15克,葛粉适量。将麦芽、山楂、淮山药洗净,加清水适量,文火煮1小时左右,去药渣,取汁;鸡蛋去壳调匀,葛粉用开水调成糊状。把上述药汁煮沸,下鸡蛋及葛粉糊,搅匀,煮沸,加适量食盐即可,随量食用。

●高良姜香附鸡肉汤:高良姜15克,香附12克,鸡肉250克,红枣4个。将高良姜、香附、红枣洗净;鸡肉切去肥脂,放入开水中焯过,控干。②把全部用料放入锅内,加清水适量,武火煮沸后,文火煮 2 小时,调味即可。随量饮用。适用于溃疡病偏寒者。

在生活中预防胃、十二指肠溃疡

目前已有许多治疗溃疡病的有效药物,像西咪替丁、雷尼替丁、胶体铋、前列腺素制剂等,近期溃疡治愈率达到 80%,更有一些特效药,几乎可治愈任何顽固性溃疡,所以治愈溃疡已不再是一个医学难题。所不幸的是溃疡治愈停药后极易复发,特别是十二指肠溃疡,一年复发率高达 80%,故有"一旦患溃疡,终身有溃疡"之说。医生与病人更关心的溃疡是否会复发,怎样预防。

消化性溃疡病人除了应该在饮食上下功夫之外,还要积极应用一些预防措施来防止溃疡病复发。这些预防措施主要包括医疗预防和生活预防。

医疗预防是医生们经常推荐的,包括三种,分别是维持治疗、症状自我疗法和根除幽门螺杆菌疗法。

先说说维持治疗。溃疡治愈后仍继续服用治疗量半量的药物,控制胃酸分泌,稳定病情。常选用替丁类药物,每晚 1 次,连续 1 年或更长时间,该疗法疗效确切,可使一年复发率由 80% 降至 20% 左右。具有溃疡复发高危倾向的病人,如溃疡反复出血、发作频繁(每年多于 2次)、做过溃疡穿孔修补术者,伴有其他严重疾病者等,均可选用本方法。但要注意长期服药的副作用,如乏力、头痛、性功能障碍。一般多为轻症,仅限于极少数病人。维持疗法需每晚服药,病人不易坚持,且有浪费药物之虞。

第二种方法是症状自我疗法。近来国外提出症状自我疗法,就是让病人自己观察病情变化,如怀疑溃疡复发(如出现腹痛或消化不良表现),即自己服药治疗,可先由医生处方病人一定量药物,有症状时

109

自服治疗量半量或全量药物，直至症状消失。该疗法对病情较轻、复发倾向较少的病人（非上述复发高危倾向者）无疑是一种更为实用的预防复发措施。

还有根除幽门螺杆菌疗法。胃黏膜感染幽门螺杆菌是溃疡病发病的一个基本因素。彻底从胃内根除该菌，可以有效地减少溃疡复发（年复发率降至10％左右），这已被大量的研究所证实。只是，要根除该菌实为不易。目前采用胶体铋合用两种抗菌药物的三联疗法，根除率约达90％。

除此之外，生活上的预防也很重要。生活中，要注意以下几点：

●限制吸烟、饮酒和喝咖啡，特别是在空腹时喝不含糖、奶的咖啡。

●避免饮茶叶浸泡过久的茶。

●避免过多使用水杨酸类药物（如阿司匹林）。

●合理安排工作，张弛有度。

●保持工作愉快的环境，培养热爱工作的心态。

●多参加松弛神经的运动，如打球、骑单车等。

●每天应有安静的时间以清除杂念。

3

肿瘤——胃肠道恶魔之首

食道癌，多是被"烫"出来的

整个消化道,除了胃肠之外,还有一段让人们不怎么注意的食道。不要以为食道没人注意就不会出来惹事,其实食道的疾病也非常可怕,其中食道癌就是很多人的梦魇。

食道癌是怎么一回事? 食道就是短短的一段消化道,怎么也会得癌症呢? 这不是食道故意找茬来破坏我们的健康,可以说,绝大多数的食道癌是由于我们自己而找上门的。

比如说有的人喜欢经常吃很烫的食物,就会使食道黏膜遭到烫伤,久而久之就变成织癌变的基础。如果再遇上一些物质如霉变食物、不洁食物和长期烈性酒或烟的不良刺激,就会诱发食道癌。河北有个村庄就是食道癌特别高发的地方,很多专家调查过,就是百思不得其解。后来有个专家团意外地发现,这个地方的人一到晚上吃饭的时候就会每人捧一碗热粥出来,大家伙一边聊天一边三下五除二把滚烫的粥喝进肚子里。日本奈良地方的居民食道癌发病率高也是与当地人喜欢喝高温的米粥有关。有人做过研究,这些喜欢吃滚烫的粥水的人,他们发生食道癌的机会是正常人发生食道癌的 140 倍。

当食道癌组织慢慢扩大时,就会逐渐向食道管壁中间发展,人们在吞咽食物过程中会发生吞咽困难。即最初在吞咽食物时感到有阻塞感,咽不下,有阻力,需用力或用水冲下。然后在吃半流质食物时也有明显的吞咽困难。到了食道癌晚期,癌组织几乎堵塞了食道腔,连咽一口水也相当困难。如果出现以上这些情况，一定要到医院仔细检查一下。

　　食道癌和比其他消化道癌症要难治得多，因为食道就是那么一小段，不像肠道，发现癌症了就可以把肠道截掉一段，不会很过分地影响到消化。食道癌就不一样了，要手术就得把胸腔打开，还不能切掉很长一段食道，只能局部切除，癌症复发机会要大很多。

　　对付食道癌的最有效方法就是预防，这就需要在平时改正不良的饮食习惯，不经常吃过热、过烫、过于粗糙的食物，避免对食道黏膜上皮的刺激。同时也要少吃辛辣刺激性强的食物。在进食时要养成细细咀嚼，慢慢咽下的习惯，以免对食道黏膜造成慢性的长期的损伤。

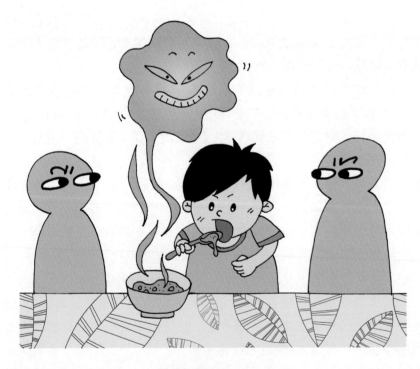

滚烫的热粥也会致癌

预防食道癌吃什么好

"莓"类水果

蓝莓、巴西莓、树莓和蔓越莓这几种莓类水果中都含有丰富的植物营养素,植物营养素是预防癌症的有效物质。

西兰花和甘蓝菜

植物营养素可有效预防食道癌,而通常植物营养素越多,蔬果的色泽会越鲜艳,西兰花和甘蓝菜都属于深色系蔬菜。坚持长期食用这类蔬菜对人体有很大益处,不仅仅是预防食道癌,对改善身体机能、均衡营养、优化健康也有一定效果。

绿茶

绿茶含有儿茶酚,儿茶酚是其中一种最先用作抗癌研究的植物化学物质。饮用温度不要超过 60 摄氏度。

大蒜

大蒜对许多种癌症都有预防作用,其中对消化系统癌症的预防效果最明显。以大蒜为主要成分制成的保健品近年来在市场上销售颇多。

早期胃癌的蛛丝马迹

有一些人平时身体相当好,可是突然一段日子以来,感到胃部不适,因忙于工作和家庭的琐事,没有认真对待。等肠胃症状严重后到医院检查,才发现是癌症晚期。胃癌就是这样一种病,平时表现不明显,就像放在冷水里慢慢加热的蛤蟆,等真正让人觉得难受时,便提示胃癌已发展到中晚期阶段了。

据国内外的一些统计资料,有的地方胃癌手术后 5 年生存率仅为百分之十几，而有的地方却高达百分之百。造成两种不同结局的最重要原因就是确诊的早晚。胃癌在早期虽然没有典型的症状，但如果提高警惕，还是可以找到一些线索。现在就让我们来找一找早期胃癌常有的蛛丝马迹。

　　一个人，特别是中老年人短期内出现了乏力、食欲减退、体重减轻、贫血；原来没有胃病的人出现了上腹饱胀、疼痛、嗳气、恶心、呕吐；消化性溃疡病人原来进食后的"定时"疼痛消失了规律性；突然出现没有其他伴随症状的上消化道出血，出血量少者仅有大便隐血阳性，出血量多时表现为黑粪甚至呕血……这些情况都预示着可能是胃癌在作怪。

　　另外，什么样的检查方法能让我们在早期就检测出胃癌呢？

　　最简便的方法就是让中老年人定期做大便隐血检查，不仅有助于早期发现胃癌，还能被人们普遍接受。因为大便隐血常是早期胃癌

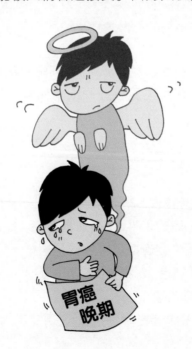

胃癌
晚期

的主要症状,所以一旦发现大便有隐血,就有进一步检查的必要。下一步可以做一个纤维胃镜检查既可直接观察胃内各个部位,在此基础上,可摘取一些病变组织及细胞做病理检查,对早期胃癌的诊断价值很大。

其实,能否在胃癌早期就将其揪出,关键不在于是否有高明的手段,而是我们是否能够改变心态,少一些讳疾忌医,多一些预防常识,这才是找出胃癌蛛丝马迹的最有效的方法。

你是胃癌高危人群吗

所谓高危人群,就是指患胃癌的危险性较高的人群,他们的胃癌发病率比普通人群高几倍,甚至近 10 倍。

目前比较肯定属于胃癌高危人群的是:

1. 患有癌前病变倾向的良性疾病,如慢性萎缩性胃炎、慢性胃溃疡、直径大于 2 厘米的胃息肉、胃部分切除者,以及其他癌前病变,如巨大胃黏膜肥厚症、疣状胃炎等。

2. 长期饮食习惯不良,喜食各种致癌物质(如亚硝酸盐)含量高的腌制、熏制、干海货、隔夜菜及少食新鲜蔬菜等。

3. 长期酗酒及吸烟者,青少年时期开始吸烟者危险性最大。

4. 有胃癌或食管癌家族史:患者家属中胃癌发病率比正常人群高 2~3 倍。

5. 长期心理状态不佳,抑郁、自卑、沮丧、痛苦的人,胃癌危险性明显升高。

6. 长期暴露于污染性的气体、液体及金属行业的工人,胃癌风险明显升高。

7. 生活在地质、水源不佳地区的人群。

8. 有研究认为,幽门螺旋杆菌感染可能会使少部分人患上胃癌。

胃癌防治误区

误区一：胃不舒服就以为只是胃病。有些患者尽管早期感觉上腹部有些隐痛，却总以为是一般的胃病，自行服常用药物了事，结果等到出现大便发黑、呕吐、腹部疼痛难忍后才前往医院就诊，此时通过胃镜检查后发现往往已经是晚期胃癌，难以治疗。

误区二：在体检项目中不做胃镜检查。胃镜检查能及时检测出早期胃癌，但大多数人对胃镜检查都忌讳莫深，在繁复多样的体检项目中，独独不愿意做胃镜检查。我国胃癌患者在确诊时为早期者仅占10% 左右，日本 60% 以上，差距相当大，就是因为日本民众坚持定期胃镜检查。所以发现率、治愈率很高。

误区三：做过胃切除手术就不会得胃癌。在胃癌患者中，有一种是残胃癌患者。残胃癌指的是胃的良性疾病切除后 5 年以上在残胃发生的胃癌。一般认为胃手术后 15 年内残胃癌的发生率比一般人群的胃癌为低，而术后 15 年以上发生率逐渐增高，至术后 20 年以上，其发生率则较一般人群高出 6~7 倍。

日常生活中怎样预防胃癌

胃癌的发生并不是偶然的，医学专家们经过研究发现，胃癌的发生与四个因素密切相关。这四个致癌的危险因素分别是超重、吸烟、反酸及进食果蔬过少，几乎 80 ％的胃癌病人与有以上一种或几种因素有关。除此之外，胃癌还和很多生活习惯的关系很大，因此养成良好的生活习惯，对预防胃癌会有很大帮助。既然胃癌从生活中来，我们也可以通过生活让它消失。对于胃癌，我们可以在生活中尝试做一些预防。

●改变一下狼吞虎咽的习惯。吃得太快、太饱、太烫，对胃都是一种刺激,甚至是损伤。另外,不要饱一顿,饥一顿,最好三餐的时间大体上固定。

●要多吃新鲜的食品。一般认为,常吃不新鲜的食品、腌制的食品、刺激性很大的食品,都会对胃造成损害,促进胃癌的形成。食用过咸食品也不好。新鲜蔬菜、水果,富含各种维生素,如维生素C等。这些维生素都可能保护胃的细胞,也可能阻断有些致癌化合物,如亚硝胺之类的致癌作用。食品中的维生素A,可以保护细胞。食品中的胡萝卜素,可以转化成维生素A,对身体防癌有益。

●多吃些蛋白质含量高的食品,像蛋类、鱼类、肉类。不少专家认为,多吃蛋白质含量高的食品,可使胃癌发病率下降。

●多吃含有多糖类的食物,如新鲜蘑菇、香菇等。

●胃癌的发生和情绪抑郁也有一定关系。据调查,长期在情绪抑郁状态下吃东西,对胃癌的发病有一定影响。积极去除坏情绪,对预防胃癌也有益处。

●戒烟。吸烟是胃癌的高发因素,所以戒烟是保护胃的一剂良药。

●限酒。长期过量饮酒,容易损伤胃黏膜,引起糜烂性胃炎,有可能导致胃黏膜上皮细胞的异常增生,最后会发生癌变。

●控制体重。过重的体重不仅是胃癌的负担,也是高血压、心脑血管疾病和糖尿病的沉重负担。

除了生活中做好预防之外,还可以应用一些医疗手段进行预防。有胃癌家族史者,如有胃部不适症状,应及时到医院做有关检查。有慢性萎缩性胃炎伴肠上皮化生者,除积极治疗外,应强调定期做胃镜复查,以一年一次为宜。有胃息肉的病人,发现后应尽早在胃镜下采用高频电、微波、激光等方法切除息肉。残胃病人在胃切除手术10年后,应定期做有关检查。胃溃疡病人,如经过正规治疗,溃疡还不能愈合,应该尽早做手术切除,以免发生癌变。防治幽门螺杆菌感染,是预防胃癌的重要措施,所以,应有针对性地用药,及时根除幽门螺杆菌。

大肠癌，消化道另一恶魔

人的大肠长约150厘米，只占整个肠道的一小部分，但它却是肠道肿瘤的高危地带。在肠道中，十二指肠和小肠对癌症有天生的抵抗力，很少会患上肿瘤。大肠可没这么幸运，它的各个部分都可发生癌肿，最常见的部位是直肠，其次是结肠。关于大肠癌，有一个惊人的数据，一些经济发达的国家的医学专家统计，每17~25个婴儿出生，日后将有1人患大肠癌，我国部分地区的数字也表明，每50名婴儿，日后将有1人死于大肠癌。这是多么恐怖的数据！大肠癌已经成为严重威胁我们健康的恶魔之一！

早期的大肠癌往往都没有什么症状，很容易被人忽略，但是它们还是会留下一些蛛丝马迹：近期内出现持续性的腹部不适、隐痛、腹胀；正常的排便习惯变为腹泻和便秘交替出现；粪便带脓血或黏液；原因不明的贫血或体重减轻；腹部肿块等等。如果出现了上述中的任何一点，切莫轻视了事，还是早点请医生检查为好。记住，轻敌乃兵家之大忌。

对于癌症总有人会问，早发现与晚发现有什么区别？反正一刀切了便完事。

问题在于癌肿不仅仅只在局部地带生长、繁殖，它还要跑，要沿着血道或淋巴道到身体其他地方定居，破坏器官结构，攫取营养物质来传宗接代、生儿育女。大肠癌往往先在肠的黏膜生长，继而浸润整个肠壁，然后便沿着淋巴道跑往身体各处了。

在同大肠癌持久地战斗中，能够手术切除的结肠癌病人，五年后仍健在的约有一半。如果肿瘤还处于早期，只是在肠壁表面的黏膜上发病，能活5年以上的人有90％；如果肠壁里外都被癌症侵犯了，尚有40％的人仍能活5年以上，出现了淋巴道的转移，能生存5年以上的则不足三分之一。如此看来，早发现早治疗，对大肠癌病人来说有多么重要。

为什么现在患大肠癌的人越来越多呢？这和我们生活条件的改变关系很大。比如说饮食因素,现在人们吃青菜越来越少,吃肉越来越多。可是吃青菜和吃肉形成的粪便差别较大,青菜中纤维多,形成的粪便在肠道停留时间短,而且致癌物质也少;而肉类形成的粪便在肠道停留时间长,代谢产物含有较多的致癌物质,对肠壁的刺激就越大越持久,这可能是结肠癌发病的一个重要因素。另外,现在人们越来越不爱运动了,而运动也能预防大肠癌。

所以,合理安排膳食,多吃新鲜蔬菜、水果等富于碳水化合物及粗纤维的食物,多喝牛奶,补充钙剂,多运动,都是有利于防止大肠癌的重要手段。

八类人应早做筛查

建议以下八类人群早做筛查

1. 40 岁以上人群。

2. 有痔疮和长期便血的人群。

3. 直系亲属有结直肠癌病史的人群。

4. 有慢性腹泻,持续超过 3 个月的人群。

5. 经常发生便秘、黑血便和黏液便的人群。

6. 有慢性阑尾炎、胆囊炎或已切除阑尾和胆囊者。

7. 长期精神抑郁、近三个月体重明显下降的人群。

8. 肥胖者患肠癌的风险高于体重正常者。

题外话: 阿司匹林在预防结直肠癌中的价值

阿司匹林,作为医药史上三大经典药物之一,从最初作为止痛药使用到应用于心血管疾病治疗，一路以来都被寄予厚望广泛应用。现在作为一种有望预防癌症的药物，阿司匹林又再次光环加身。

在权威杂志《新英格兰医学杂志》中早就刊登过阿司匹林这一类药物可以预防腺瘤的发生，进而预防腺瘤的恶变，而目前美国的一项调查也显示其可能预防肠癌的复发。其作用机制尚未清楚，目前大多数的观点是它通过对炎症的控制来减少肿瘤的发生，或者能够直接作用于血细胞，而血细胞会加速疾病的扩散。

有研究表明：每天服用阿司匹林能够降低肠癌和胃癌的发生和死亡，对胃癌、乳腺癌、宫颈癌都有预防的作用，在预防心血管疾病方面也是非常有效的，所以在美国50多岁以上的人群几乎把它当作维生素、保健品常规的服用。

有专家表示，虽然阿司匹林很"神"，但是那些有高出血风险，包括那些因血液病服用血液稀释药、经常抽烟和饮酒、消化道溃疡的人群还是不建议服用的。她建议所有考虑每天服用阿司匹林的人咨询医生，以降低个体风险。

建议以下几类高危人群在排除了禁忌证后，应当平时服用：家族里有人患了结直肠癌或乳腺癌这类疾病的，或是曾经肠镜下发现有息肉史的，或是具有比较明确的家族综合征、遗传性综合征的人群，另外，50岁以上的人群。

4

出血分清上下

呕血？警惕上消化道出血

凡是看过古装武打片的人都会对一个镜头万分熟悉，就是一个人被打成内伤后，总会吐出一股鲜血，以示惨烈。如果用科学的眼光来看这个事情，只能说有点牵强，因为只有上消化道出血时才有可能大量吐血。比如说，一个武林高手到少林寺踢馆子，跟一个少林方丈言语不和打了起来，一不小心中了一招大力金刚掌，胃和食管被震裂了，才能狂吐鲜血。如果震裂的只是肝脏或者脾脏，而胃和食管没一点事儿，就算死了也不会吐血，充其量是内伤。

言归正传，什么是上消化道出血？

消化道出血就是指食道、胃、十二指肠以及胰腺、胆道的出血，病人常常会呕血、拉黑便，有时因为出血过多造成血容量不足而昏迷、休克。有人就会问，上消化道出血会引起呕血这可以理解，但是拉出的便便应该是红色的血便啊，为什么会变成黑色的呢？这是因为上消化道出血时血液还要经过小肠、大肠之后才能随便便一起排出体外，而血液并不能全身而退，它还要被小肠消化，最后变成黑色。想一想我们在吃猪血和鸭血的时候，拉出的便便是不是也是黑色的？

上消化道各种疾病和某些全身性疾病均可引起上消化道出血。临床上最常见的病因是消化性溃疡、食道胃底静脉丛曲张破裂、急性胃黏膜病变和胃癌。返流性食管炎、剧烈呕吐引起的胃黏膜撕裂综合征也是常见病因。总之，不管什么乱七八糟的疾病，如果引起了消化道出血，都是件要命的事情。如果发现有人呕吐咖啡样物或鲜血、拉柏油样黑便、头晕、眼花、出冷汗等，就要警惕上消化道出血了。

因为上消化道出血病情急、变化快，严重者危及生命，遇到这种情况，一定不能犹豫，需要立即将病人送到医院，进行有效抢救。

除此之外，频繁呕血或疑似食道胃底静脉出血者则需禁食，出血量不大者不需禁食，可吃些流质饮食。

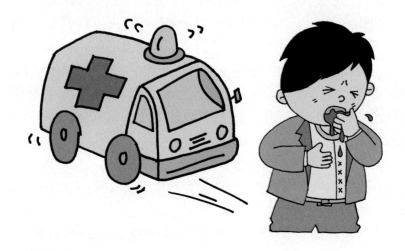

便血？警惕下消化道出血

如果出现呕血、拉黑色便便就可能是上消化道出血，那下消化道出血是什么样呢？一般来说，下消化道出血是指肛门、直肠、盲肠、小肠的出血，而便血是下消化道出血的主要症状。

下消化道出血时，便便上附带的血的颜色并非都是鲜红色的。血

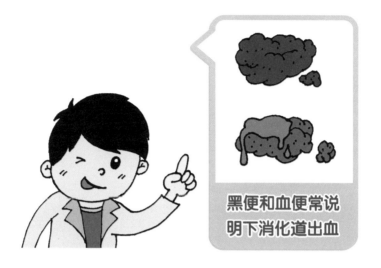

黑便和血便常说明下消化道出血

便的颜色随消化道出血的部位、出血量与血液在肠道停留的时间而不同。出血部位越低、出血量越大、排出越快，则粪便颜色越显鲜红。比如最靠近出口的肛门出血，颜色就跟手指被划破出血一样，如果是小肠出血，颜色就像公路上的柏油一样，如果小肠蠕动很差，便便很长时间才从肠道跑出来，也会形成黑便。而位于中间的高位结肠出血时，血常与粪便混杂；而乙状结肠和直肠出血时，常有鲜血附着于成形粪便的表面。

　　引起下消化道出血的病因较多，常有以下几种：肛门疾病，如痔疮、肛裂、肛瘘；大肠疾病，如溃疡性结肠炎、结肠癌、缺血性结肠炎等；小肠疾病，如急性出血坏死性肠炎、肠结核、肠伤寒、肠套叠、小肠肿瘤、小肠血管畸形等。另外，白血病、血友病和维生素 C 缺乏也是造成下消化道出血的原因。

　　引起下消化道出血的疾病这么多，当出现便血时，很难知道到底肠道内发生了什么事，最好的办法就是尽快做检查。除了要做粪便常规检查外,还可以使用结肠镜检查、X线钡餐和腹腔动脉造影。

　　在消化科,一旦遇到下消化道出血,用肠镜检查是最可靠的检查方式。肠镜检查不仅可以明确出血病因,为治疗提供依据,还可以对小病灶进行治疗,并摘除部分组织进行活检,看它是不是恶性的疾病。

　　我们在生活中也要对下消化道出血提高警惕,因为出血极可能是恶性疾病引起的。一旦发现自己或家人拉出血色便或柏油样便,要尽快去医院查明,除此之外,如果出血量很大或一直出血(便便持续带血),还要以流质或半流质饮食为宜,必要时禁食。

5

功能性胃肠病

肠易激综合征——最常见的功能性肠道疾病

肠易激综合征，又称不安定结肠、肠功能紊乱等，相当常见。一般在健康人群中，每5名女性或8名男性中就有1人患此病症。为什么这个病的名字这么怪呢？其实很好理解，"激"就是"激惹"的意思，"肠易激惹"就是这段肠道因为一些原因弄得脾气很暴躁，动不动就生气，结果呢，便引起了腹痛和腹泻。

肠易激综合征不是突然之间就会找上门来，有很多原因可以引起，比如吃了一些自己肠胃受不了的食物如生冷及辛辣食物、水果、乳制品、饮酒等；情绪差，如焦虑、抑郁、易激动、失眠等；滥用抗生素、止泻药造成肠胃菌群失调等。

肠易激综合征总是反复发作，这次治得差不多了，下次肚子受点凉又复发了，所以很多患有肠易激综合征的病人常常会失去治疗的信心，因为他们觉得肠易激综合征根本治不好，还有可能癌变。事实是不是这样呢？最科学的答复是，肠易激综合征肯定能治好，而且癌变的概率与一般正常人并无差异。

一些病人听说结肠炎会癌变，其实有癌变可能的是溃疡性结肠炎，而非本病。其次，一部分结肠癌病人的确有腹泻造成的错觉。腹泻原因很多，但并非都是癌症，即便是慢性腹泻，大部分也不是肠癌。此外，认为慢性病可以转化成癌，那就更不对了，因为这两者并无共同点。

肠易激综合征的病情反复发作，迁延日久，使病人失去信心，加上

胃肠道·生命之道

现今并无特效药物，又缺乏综合心理治疗，很多病人认为自己的病很难治好了，实际上并不是这样。对付这种病，要做"持久战"打算，不要想着一次就能治好。

首先，树立战胜疾病的信心。正确认识该病是一种功能性疾病，是可以治愈的，对人体不会造成太大的伤害，也不会影响人的预期寿命。妥善处理和正确对待家庭婚姻等环境中的不利因素，积极参加有益于自己身心健康的文体活动，消除精神和心理上的障碍，必要时在医生的指导下服用适量抗焦虑、抗抑郁和镇静药物。

其次，改善肠道内环境。可选用微生态制剂补充肠道内正常菌群。此外，同时服用谷氨酰胺类制剂，可促进肠黏膜细胞生长，尽快修复受损肠黏膜屏障。

最后，对症处理。腹痛腹泻型，抗胆碱能药物最为常用，对于腹泻严重者，可选用或同时加用一些药物，但要避免过量或长期应用，症状缓解即停药。腹胀便秘型，选用吗丁啉、莫沙必利、西沙比利等可改善腹胀和便秘，但患有心脏病的病人，应避免用西沙比利治疗。对于便秘、腹胀严重者，可用乳果糖口服或灌肠。

另外，还有酶替代疗法。一些病人也可存在肠胃消化酶的不足，尤其是对食物不耐受者，常常因消化不良和吸收障碍，引起腹胀、腹泻等症状。予以多种消化酶制剂，对于症状的改善是百利而无一害的。

总之，临床诊断慢性结肠炎，多半是肠易激综合征，要获得根治，应该采用综合治疗的方法，其中心理治疗是关键，药物治疗是保障，只有合理恰当，因人而异选择好治疗方法，才能成功地治疗肠易激综合征。

6

传染性胃肠道疾病

不讲卫生引来的细菌性痢疾

细菌性痢疾,简称菌痢,是由痢疾杆菌引起,通过消化道传播的急性肠道传染病。吃了被痢疾杆菌污染的瓜果、蔬菜、冷饮、生水,接触被细菌污染过的物品而没洗手就吃饭,或者吃了被苍蝇或蟑螂爬过而没有煮透的剩饭剩菜,痢疾杆菌就会乘虚而入引起疾病。

痢疾杆菌经口进入人体后,迅速由胃进入小肠,在小肠内生长繁殖,并释放出大量的内毒素,造成人体发病。菌痢可分为急性菌痢、慢性菌痢和中毒型菌痢等几种类型。

急性菌痢一般起病很急,常见有发热,腹痛,大便次数多,每日可达 30 余次。大便带有脓血,想拉又拉不多,总有拉不完的感觉,医学称之为 "里急后重"。严重者可出现脱肛,同时还会伴有恶心、呕吐、食欲减退、全身乏力等症状。绝大多数病人经过有效抗生素治疗,数日后即可痊愈。

急性菌痢治疗不彻底,造成病情迁延超过 2 个月,称为慢性菌痢。主要表现为长期反复出现腹痛、腹泻,大便带黏液脓血,亦可交替出现便秘与腹泻。也有症状不明显,但大便培养可找到痢疾杆菌者,并于身体抵抗力下降时急性发作。

中毒型菌痢多见于儿童。主要特点是没有腹泻,但这种无腹泻的痢疾比有腹泻的痢疾更可怕。其病情发展非常迅速,病儿突然高热,体温可达 40 摄氏度以上,并很快出现神志模糊、说胡话和抽风,不久就进入休克状态，往往 24 小时内病情就会迅速恶化。如果误诊或治疗不及时，死亡率极高。

细菌性痢疾传染性很高，大多数人都没有抵抗力，但在生活中完全可以预防。厕所的门把手是一个交叉传染的重要地方，因此，便后出厕所门之后一定要洗手。日常食用的蔬菜中，例如卷心菜、椰菜、大白菜之类，生长时菜叶子逐渐包卷起来，耕作时常施用粪便肥料，随着叶子的包卷，很可能包进各种病原体。因此，食用此类蔬菜应更加注意彻底清洗，去除可能被污染的病菌，而且要煮透，杀灭存留的病菌。纸币也是一种交叉传染源，注意拿纸币之后最好洗一下手，也要避免直接去拿熟食。苍蝇也是细菌性痢疾的帮凶，所以剩下没吃完的食物注意不要被苍蝇接触到。

闯入肠道的结核

说起结核，人们大多对肺结核较为熟悉，肠结核则不然。其实，这两种病是结核病的孪生兄弟，关系非常密切。

有一个孩子不幸得了肺结核，孩子的父母为了治疗孩子的病，花了不少钱，总算勉强把病控制住。可是一波未平一波又起，孩子咳嗽刚好却又开始腹泻，每天三四次，还腹胀得要命。父母无奈之余，带孩子看了不少有经验的"疳积"专家医治，吃了各种高级滋补营养品，可是腹胀、腹泻、消瘦毫无改善。后来到了结核病医院仔细一检查，咦？怪事！孩子肺结核刚好，肠结核又来了！

幼儿和儿童患肺结核，为什么容易合并肠结核呢？原因是孩子患了肺结核之后，很容易把带有细菌的痰一起吞下胃内。这样细菌可在肠黏膜下生长繁殖，最后发展成为肠结核。成年人也会患肠结核，比如饮用未经消毒的受污染的牛乳制品，吃了结核菌污染过的食物等。

肠结核的症状和其他肠道疾病差不多，很容易被漏诊或误诊。比如肠结核有腹痛、腹泻或便秘等症状,肠炎、痢疾、肠寄生虫病也可能有,这对诊治很不利。

还有一位 20 多岁的青年,因腹痛、腹泻、血性黏液大便 2 年,曾先后在几间医院诊治,诊断为慢性痢疾、结肠炎。先后服用各种消炎抗菌药,均未奏效。病者皮包骨头,体重从原来的 120 斤减轻至 70 斤。由于病情日渐恶化,只好住院。在住院观察期间,医生意外发现他午后潮热、盗汗、面颊潮红,胸片见上肺有结核纤维病灶,这都是感染结核菌的证据。后来马上做了胃肠道的相关检查,发现竟然是肠结核在作怪。

肺结核与肠结核互相勾结,实在让人防不胜防。患有肺结核的病人,如果同时出现经常腹痛、腹泻或便秘或黏液血便,腹部扪及肿块等情况,都应该注意可能同时存在肠结核,在和医生说病情的时候一定要把情况说明。其次,如果一个肺结核病人已经治好了肺部的病灶,却仍有低热、盗汗、消瘦等症状或者原来的症状反而恶化,也要想到可能患肠结核,应该进一步作检查,及早确诊和医治。

霍乱弧菌的毒招——让肠道细胞"过劳死"

霍乱,这个名字让人望而生畏、触目惊心:突然、大事不好、一切乱了套! 霍乱是一种可以让成千上万人在一夜之间丧命的疾病。要想了解霍乱,就得了解它的过去。

霍乱最初的发源地在美丽富饶的印度恒河三角洲,在当地流行已数百年之久,由于古代交通不发达,霍乱一直没有离开家门口。到了 19 世纪初,世界各国的交流突然变得频繁起来,霍乱便获得了自由,疯狂地席卷世界。因为大多数人对霍乱没有抵抗力,1817 — 1823 年,第一次全球性的霍乱大流行暴发。事情还没有结束,在短短一百多年的时间内,霍乱共造成 7 次世界性大流行,夺去了无数人的生命。而 1992 年

胃肠道:生命之道

在印度发生的霍乱流行，一直延续到现在。

霍乱传播迅速，病死率高，它的病种是霍乱弧菌。让我们从一个实例来看看霍乱弧菌到底有多大的威力。

新中国成立前，一个骄阳似火的大暑天，强壮的人力车夫拉着黄包车飞跑在马路上。突然，车夫感到口渴难忍，看见路边小坑有一汪水，便不管干净与否，用手捧起狂饮。解渴后的车夫继续奔跑……数小时后，车夫像换了一个人，变得萎靡不振，步履维艰，出现阵阵腹泻。找不到厕所的他，急不可耐地随地大便。车夫排出的大便先是稀便，然后变成清水样，最后变成淘米水样。"好汉架不住三泡稀"，车夫被频频腹泻迅速击倒。严重的脱水使他的眼窝深深凹陷，手指皮肤发皱，像泡在水中很久的洗衣妇的手。最后，车夫一头栽倒在地，再也没起来。

这并不是电影，在霍乱大流行的年代，这样的病例并不少见。

霍乱弧菌如此厉害，并不是因为它把肠道细胞都杀死了，恰恰相反，感染霍乱的人肠道并没有什么大碍，而是因为霍乱弧菌像泻药一样，强迫肠道细胞不停地干活，分泌出水分和盐分。这些富含盐分的大量液体源源不断地涌进肠道，使病人不停地腹泻。当病人胆汁缺乏时，大便即变成淘米水样。就这样，病人既脱水又丢失盐分，最后出现休克、昏迷、死亡。

所以，对付霍乱弧菌必须用齐三大武器：补水、补盐、抗生素杀菌。

病人脱水是当务之急，在治疗时就要把补充水分作为头等大事来抓。病人失多少水就补多少水，失多快补多快。与此同时，计算失去的盐分，缺什么补什么。医生们还发现一种奇怪的现象：尽管病人腹泻厉害，但是肠道细胞并没有死亡，在疲劳状态下还保留了吸收葡萄糖的功能，吸收葡萄糖过程中也能带动水分和盐分的吸收。于是，配制含糖和盐分的口服液，让病人喝下去，就完全可以避免病人休克的危险，为抗生素大军消灭霍乱弧菌争取宝贵的时间。因为霍乱发病后几个小时就会让人丧命，所以在之前章节提倡的自制救命液，就可以帮助我们在家里短时间内很好地应付病人的大量腹泻,为后期的医院治疗提供时间上的帮助。

经过双管齐下的办法,病人的脱水失盐得到明显纠正,医生们便有时间收拾凶手霍乱弧菌了。其实,对付霍乱弧菌的抗生素无须太高级和太昂贵,像一般的呋喃唑酮(又名痢特灵)、磺胺、四环素类和喹诺酮类,就足以置这些歹徒于死地,这些药物平时也能够在药店里买到。

其实,对付霍乱,一定要记住一个原则:防重于治。我们平时要做到以下几点:①尽量不要食用未煮熟的水产品,谨慎食用刺身。②饭前饭后

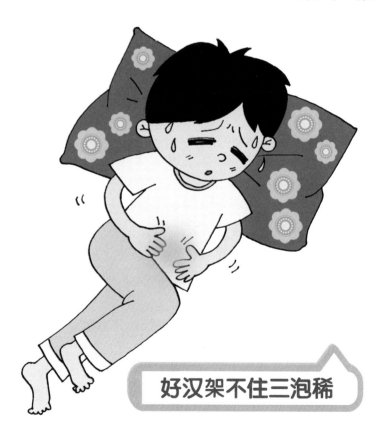

好汉架不住三泡稀

洗手,饭菜现做现吃,生熟食品彻底分开,不用同一把刀和砧板处理生食和熟食;不到卫生条件差的摊点或饭店就餐。③搞好室内外卫生和粪便管理,清除垃圾,疏通污水沟,消灭苍蝇、蚊子、老鼠、蟑螂等传播媒介。

虽然霍乱属于甲类传染病,但目前对霍乱已经有了比较成熟的抢救方案,如果发现腹泻及时就诊,那么,绝大多数病例都不会有生命危险。

肠道内的"动物园"

动物园里有狮子、老虎、大象、鸟类等可供大人和小朋友欣赏,人的肠道内也有不少的寄生虫组成了肠道内的"动物园"。这个"动物园"的场地小,"动物"也小得多,但种类不少,对人体有危害性。它们在我们的肠道内居住几个月到几十年才经大便排出体外。现将肉眼看得到的"小动物"按其大小罗列出来,予以介绍。

● 绦虫:它是肠道内"动物园"中最大的"动物",白色,虫体长可达 2~8 米,寿命达 20~30 年。虫的头部有钩子及吸盘,吸住肠黏膜,以后一节、一节的繁殖增生,打虫子如果见到虫的头部打出来,才说明整个虫体已排出,否则将来还可以从头部开始一节一节地繁殖。绦虫能进入肠道内安家,主要是我们吃了生的长虫子的牛肉或猪肉。当绦虫在我们的肚子里时,常常有腹部不适、腹痛、腹泻、消瘦、消化不良等症状。

● 蛔虫:大家都很熟悉,长 15~35 厘米,形状像蚯蚓,活的蛔虫为略带粉红色的浅黄色。寿命约 1 年。蛔虫对儿童的危害有以下几方面:①损伤肠子引起消化不良。②夺取肠道内的营养物质,引起营养不良、消瘦。③蛔虫有钻孔及相互纠缠成团的坏习惯,容易引起胆囊炎、阑尾炎。蛔虫一"打团",堵住肠道,上下不通,就会出现肚子痛、呕吐。④出现一些过敏的症状如荨麻疹、皮肤瘙痒等等。

●姜片虫：椭圆形、扁平形状。新鲜的虫为肉红色。长 20~70 毫米，宽 8~20 毫米，厚 0.3~3 毫米。最长寿命 4 年多。头部有吸盘，吸附力很强，可造成肠子黏膜坏死脱落，发炎、出血。得姜片虫病后可出现腹痛、腹泻、消化不良，吃生菱、生茭白、生马蹄，尤其在摘菱季节边采边吃更易感染这种寄生虫病。

●钩虫：细长形，长度 8~13 毫米，停留在小肠的上部。寿命 7~15 年。钩虫的口部有"齿"，咬附着肠黏膜，造成肠黏膜散在的出血点及小的溃疡。钩虫要吸血，每条钩虫每天吸去人血 0.01~0.10 毫升，如果人体内有 100 条钩虫，每天要吸去 1~10 毫升的鲜血。钩虫经常更换吸血的部位，当离开原先的吸血部位时，伤口会不断地渗血，丧失的血量也不少。有钩虫病的小儿表现为贫血、面色苍白、乏力，记忆力减退。在钩虫病流行的地区，应穿鞋子下地，平时不应赤脚。

●蛲虫：细如线，长 2~5 毫米，乳白色。居住在盲肠、阑尾、结肠、直肠等处。雌虫在小儿入睡时爬出肛门口，在温度、湿度的改变和空气的刺激下排卵，排卵后雌虫也死亡，只有少数可再爬入肛门或阴道、尿道引起阴道炎、尿道炎。蛲虫的寿命很短，仅 2~4 周。主要是通过人与人间接传染和肛门—手—口的直接感染。

●鞭虫：虫的形状如鞭子，前面粗，后面细。虫体长 0.3~0.5 厘米。居住在盲肠内。寿命 3~5 年。虫子可以入侵肠黏膜，摄取肠道内的营养物质及血液。患鞭虫症的小儿可出现阵发性腹痛、腹泻等症状。

还有一些肉眼看不到的"小动物"，如旋毛虫、蓝氏贾第鞭毛虫、阿米巴原虫等。这些"小动物"对人的健康也有危害性。

⑦

难以启齿的痔疮

我们都是有"痔"青年

我们很多人都是有"痔"青年,为什么呢?常言道十人九痔,痔疮是老百姓生活中最常见的肛肠疾病,它也是人类的特有疾病。牛、马、狗、羊等四足爬行动物一辈子都不会得痔疮,而人类患痔疮的概率高达 60%~70 %,最根本的原因是:动物是四只脚着地,人是两条腿走路。

英国人 Thomson 于 1975 年提出痔的近代概念:痔是直肠下端的肛垫出现了病理性的肥大。

老百姓常讲的"痔疮",医学术语应为"痔病"。根据发生部位的不同,可分为内痔、外痔和混合痔。目前认为内痔是肛垫(肛管血管垫)的支持结构、血管丛及动静脉吻合发生的病理性改变和移位,但是很少有疼痛感;外痔是齿状线远侧皮下血管丛扩张、血流淤滞、血栓形成或组织增生,比内痔更靠近外部,用手可以清晰地摸到,常有疼痛感;混合痔是内痔和外痔混合体。

常常遇到这样一类痔疮病人,他们患痔后,虽然本身积极地治疗,甚至还住院做了手术,但病情还是反反复复,经常大便带血。那么,人为什么那么容易长痔疮呢?这其中既有客观原因,也有主观因素。

首先,四肢爬行动物未发现痔疮,这足以证明痔疮是人类进化未完善的结果。人类直立行走,由于地球引力的作用,对回流的血液形成向下的重力,极容易在人体下部的肛门直肠部位发生血液淤积,再加上直肠上下静脉本身管壁薄、易曲张,久而久之,形成痔疮。这就是痔的病因形成的静脉曲张学说,目前颇有争议。

其次,便秘特别是顽固性的便秘,排便时间过长,或长期腹泻,便无定时等,均可增大下推肛垫的垂直压力,使肛垫的支持性结缔组织与稳定性结缔组织(Treitz 肌等)过度伸展、断裂,导致肛垫下移。即西医主流支持肛垫下移学说,因此有人统计,便秘病人中 74.5％的人患有痔疮。

最后,肛门乃大便的出口,又经常处于潮湿的环境,本身就易于感染,如再患有痢疾、肠道感染等也可引起肛门直肠静脉充血扩张,而形成痔疮。

另外,饮食上嗜食辛辣、肥甘厚味或过细过精的饮食,生活无规律等均可使大便困难或量少,久而久之易诱发痔疮。

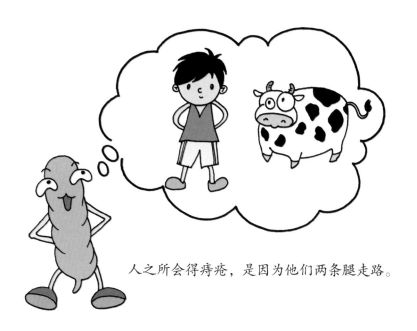

人之所会会得痔疮,是因为他们两条腿走路。

人的不同姿势对痔疮的影响也不一样。常处于站位和坐位的人患痔率最高，行走和蹲位次之，不定位最低。所以，不同行业的人群患痔率也不一样。比如，司机、渔民、白领的痔疮发病率最高，工人、农民次之，军人、学生最低。就是因为司机、白领的常处体位是坐位，渔民的常处体位是立位，容易得痔疮，而学生和军人常处于不定位，患痔疮概率相对较低。

防痔高招

痔疮虽然不是什么大病，但也折磨人。长期慢性出血可引起贫血，经常头昏眼花，有气无力，提不起精神，抵抗力下降，百病乘虚而入。不仅如此，痔疮可能经常脱出，让人坐立不安，如脱出不及时托回而并发感染，屁股就遭殃了。

痔疮很难治，这没错。不过只要我们在日常生活中，针对其原因而避之，就完全有可能预防或减少痔疮的发作。

预防有几个目的：不发生痔疮、使痔疮不发展、不发作或减少发作。这需要做好下列几点。

●防止便秘，保持大便通畅，是预防痔疮最有效的方法。其中饮食是关键的一环，应多吃粗粮、豆类、蔬菜、水果等含有纤维素的食品。纤维素能增加肠道蠕动，通便，排除肠道有害物质和致癌物质，对习惯性便秘者更为适宜。早起床，吃好早餐，能加强起床后的直立反射和胃、结肠反射，促进排便，早上起床后喝一杯温开水，也有利于防止便秘。另外，有便意感时，不要忍着不解大便，否则容易引起习惯性便秘。最好养成每天定时大便的习惯。排便时，不要看书报、吸烟、久蹲不起，或过分使劲用力，否则，久而久之，会形成痔疮。一般排便的时间以3~5分钟为宜。

●不吃或少吃刺激性食物。吃辣椒、大蒜后第二天大便时如有刺激灼热感,说明已经过量,不能多吃了。酒类致血管充血是非常明显的,痔疮可因此充血扩张,故容易引起痔疮发作。

●及时治疗胃肠道疾病和肛门周围的炎症,如腹泻、痢疾、肛周皮肤病等,减少炎症对肛管、直肠的刺激,保持肛周清洁。同时还应积极治疗心脏、肺部、肝脏等全身疾病,这样才能减少痔疮的发生。

●每日早晚做两次提肛运动,每次做30回左右,特别是老年人、体弱多病者。也可在临睡前用手自我按摩尾骨尖的长强穴,疏通经络,改善肛门血液循环。

●有一些中药,如黑芝麻、生地、杏仁、草决明、肉苁蓉等等,有一定的防痔治痔作用,服后可润肠通便,凉血止血。

●避免久坐、久站、久蹲,适当调节和运动,增强体质。

综上所述,对痔疮的预防,不能只从单方面着想,而应全身调理,及时治疗和减少某些有可能形成痔疮的疾病及因素,才能有效地预防痔疮的发生。

哪种治疗方法适合你

痔疮分内痔、外痔和混合痔三类,所以痔疮的治疗方法也很多,应按痔疮的不同分类采用不同的方法,否则非但不能达到治愈目的,还会造成许多并发症。

●如果所患痔疮病灶小,没有任何症状,可不用进行治疗,平时注意饮食规律、正常作息,少食用刺激性食物,加强运动,办公间歇做些小运动等即可。

●如果患有初、中期内痔,可用内痔注射疗法:最常用的是5％苯酚花生油、1∶1消痔灵、鱼肝油酸钠等。方法是将药液直接注射到内痔中使之硬化、坏死脱落达到治愈目的。它操作简单、无痛、反应小、经济实惠、效果好。

●晚期内痔、较大的内痔可用胶圈套扎疗法：利用特制橡皮圈（偏心圈）的弹性，套在痔疮上使其缺血坏死脱落。吸引套扎：根据内痔大小选择相应大小的吸引套扎器，利用负压将内痔吸进套扎器内、将胶圈套在痔的根部。操作简单，治疗效果好，如再配合注射疗法效果更好。

●内痔脱出嵌顿，年老体弱者、孕妇、一般高血压不能接受手术者均可使用枯痔钉疗法：不需麻醉，在肛门镜下用插药枪将药条直接插在内痔中使其枯萎、坏死脱落、结缔组织增生达到治愈目的。有较高实用价值，并发症、大出血机会少，无痛。

●外痔、混合痔可使用激光疗法：在麻醉下利用激光产生的高温在短时间内将痔组织凝固、炭化和气化消除痔疮，手术时间短。但术后组织水肿、疼痛、创口容易裂开出血。

●经服药治疗无效或达不到治愈目的时，手术是一种比较彻底的根治方法，当然手术切除痔疮有创口，但这种创伤性的疼痛一般都可忍受，故病人不必过于害怕。

目前痔疮微创手术也经常被应用于治疗痔疮，全称为痔上黏膜环切术，通过痔疮吻合器环状切除痔上黏膜使肛垫上移，同时切除、结扎直肠下动、静脉的末端分枝，使痔的供血量减少，痔核逐渐萎缩。痔疮微创手术的优点是肛门疼痛少、出血少，手术时间及恢复工作时间明显缩短（一般 3~7 天即可正常上班），疗效满意而并发症少；这些都是传统痔疮手术所无法比拟的。

痔疮用药，多管齐下

走在大街上，随处可见这样那样的小广告，治疗痔疮的、肛裂肛瘘脱肛的等等，各种各样，宣传语一个比一个神奇。那么，治疗痔疮，是否真有神药呢？

实际上，痔疮的治疗原则是：无症状的痔无须治疗，有症状的痔无须根治，以保守治疗即药物治疗为主。因此，一般的痔疮病人不必首先想到手术，而应根据症状选择合适的药物。只有药物治疗效果不好，如痔核在肛门脱出严重、便血过多时，才需要去正规医院进行手术治疗。

目前市场上痔疮药物剂型较多，口服的有颗粒、胶囊、片剂、丸剂等，外用的主要有栓剂、软膏与乳膏剂、贴剂等，还有气雾剂、药粉加药栓的药盒、口服溶液等，熏洗的主要是中药方剂。

● 口服药物：利用口服药物治疗痔疮的方法，在中医上称为内治法。即在辨证论治的基础上，针对不同的病因、病理、病位，不同的体质、年龄，进行不同的治疗。

中医治疗痔疮多采用泻火凉血、清热润燥、祛风除湿、益气养血、固脱的具体治则。许多治疗痔疮的单方、验方，有很好的疗效，可辨证选用。

常用药物有三七化痔丸、地榆槐角丸等。市场上治疗痔疮的口服西药也不少，主要是静脉增强剂类，主要作用是缩短内痔急性期症状的持续时间，减轻出血、肛门疼痛以及渗出。如迈之灵（以七叶皂苷素为主要有效成分）、草木犀流浸液片（又名消脱止-M）等。

● 外用药物：包括栓剂、软膏与乳膏剂、贴剂、气雾剂等，以栓剂为主导剂型。栓剂有止血、止痛、收敛、消炎等作用，对全身症状和直肠炎也有治疗作用，可作为一种较简便易行、可靠的保守疗法。痔疮术后用药，也常常用到栓剂。

常用的栓剂有很多种，如洗必泰（又名氯己定）痔疮栓、马应龙痔疮栓、化痔栓、太宁栓、红霉素栓、吲哚美辛栓（又名消炎痛栓）等。

使用痔疮膏时，将药物直接涂敷于患处，适用于痔核脱出、肿痛不适，或因分泌物过多而引起的肛门瘙痒，或术后出血及遗留创面等。

另外,还有的外用药物不是直接敷在患处,而是贴在肚脐等位置,如肛泰。

● 熏洗法:以中药煎汤熏洗肛门会阴部,通过热和药的作用,促进血液循环,使气血顺畅,达到消肿减痛的目的,主要适用于血栓痔病人。

具体方法是:将药物水煎 10 分钟后,先用蒸汽熏肛门局部,待水温合适时,再行肛门局部坐浴。中医主张辨证论治,应辨证施药进行熏洗。

具体药方可在医院获得,对于不想手术但饱受血栓痔痛苦折磨的病人来说,熏洗法是最佳选择。

以上治法用药,应在医生辨证指导下进行。

8

肛管与其他疾病

肛瘘,屁股上生出一个洞

女人往往戏称男人为"臭男人",可生活中还真有臭男人,但他们不一定就是不讲卫生。

有个病人小卢,平时很讨人喜欢,也有个讨人喜欢的女朋友。等快谈婚论嫁的时候,女朋友却突然提出分手,原因是他的女朋友嫌他不讲卫生,身体上老有一种臭味,再三提醒他注意个人卫生,他却屡教不改,还进行辩解,女友一赌气离开了他。

这事对小卢打击很大,可是屋漏偏逢连夜雨,小卢还时常觉得肛门部位湿痒,有一天洗澡时,不经意摸到肛门左侧不远的地方有一硬结,莫不是长了什么"瘤子"?这可不是闹着玩的。到医院来检查,医生宽慰了一番,告诉他这种病就是肛瘘,并不难治,做了手术很快就会好,小卢这才放下心来。

什么是肛瘘?简单点说就是肛门上又出现了一个或者几个出口,粪便从这些出口钻了进去,肯定要得病了。可是肛门好好的为什么会得肛瘘呢?这跟生活习惯有很大关系,经常吃辣椒、经常饮酒就是诱因,便秘也会引起肛瘘。

肛瘘很容易治疗,可是很多人得了病却不怎么愿意治,因为他们觉得平时没什么特别不舒服,非得在肛门上开刀,也不是件好受的事。就这样,很小的肛瘘有时候就会变得很大、很多,甚至癌变。

谁都不希望自己的屁股上多了一个洞,但是肛瘘几乎都是我们自

胃肠道：生命之道

己给自己的肛门钻了一个洞洞！所以，这病还得靠我们自己预防，而预防的关键是注意日常的饮食起居，少食辛辣食物及酗酒等，并注意肛门卫生。一旦出现肛门的肿胀、疼痛，扪及小疖肿，要加以注意或去看医生，不要讳疾忌医。

肛裂，拉便便的撕心之痛

肛裂，就是硬的物体通过肛门时把肛门黏膜擦损，经久不愈形成溃疡面，排便时像撕裂一样疼痛难忍，严重者排便后仍然持续痛 1~3 小时。特别是在拉便便时碰上肛裂，剧烈的疼痛常让人像大姑娘绣针怕扎手一样万分小心。最常见的肛裂就是由便秘引起的，当便便变得坚硬而强壮时，就可能撑破肛门。如果只是排便难受也没什么，让人恐惧的是，肛裂时还会出血，病人常在痛苦拉便便时心痛地看见一滴一滴的鲜血滴落到地上。很多人在害怕疼痛和出血时选择了逃避，不再继续拉便便，任由它重新回到肠道，这样又加重便秘，形成恶性循环。

不少人在第一次肛裂时会吓得够呛，眼睁睁看着几滴鲜血滴落下来，而且还无能为力，你总不能拿块创可贴粘在肛门上吧？特别是这种病好发于青壮年，生活阅历少，见到这种情况就懵了，觉得自己大病一场，生活都没意思了。

其实，完全没有必要这么悲观，对付肛裂，最重要的就是让你的大便正常，养成好的习惯，大便变软了。肛门也不用受罪了。

如何搞定便秘，我们之前已经讲过，不过对付肛裂，除了要养成好的排便习惯，多运动，多吃含丰富纤维素和维生素的果蔬，之外，还可以经常吃些芝麻、蜂蜜、植物油、核桃等，这些食物润肠，大便就不会卡在肛门下不来。如果实在不行，可暂时用开塞露润滑通便，别让肛门持续受压。

如果肛裂一直不好，便便正常时也会撕破肛门，就得考虑进一步治疗了。

　　肛裂较轻的病人,一般经局部敷药或局部烧灼治疗,配合饮食调节及通便后,多数能在 1~2 周内愈合。大便后,用浓度为 1/5000 的高锰酸钾粉液（即 PP 粉）坐浴 10~20 分钟,然后涂眼药膏或痔疮膏于裂口上。那些经久不愈的肛裂,就须进行手术治疗。一种方法是肛裂切除术,另一种方法是肛管内括约肌切断术。这些都是迫不得已的办法。

　　所以,为了肛门的感受和尊严,最好的办法就是不要让它发生肛裂,总拿又粗又硬的便便"照顾"它,谁都会受伤!

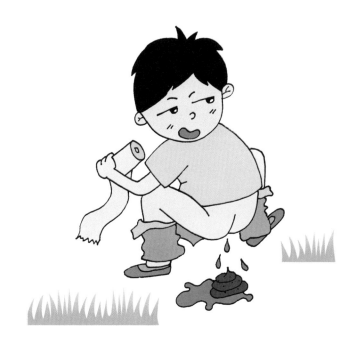

Part6

肠道侦察兵

揪出胃肠道疾病的真凶

① 一些常规检查 也可以看出胃肠疾病

粪便常规，胃肠道不可缺少的检查

在前面，我们详细讲过大便里潜藏着许多有关健康的重要信息，特别在医生眼里，它是了解病人病情的一个重要手段。

很多疾病特别是消化道疾病，医生会让病人作一个粪便检查，有时候通过粪便检查就可以明确诊断疾病。大便的成分可以将疾病的信息传达给我们。

大便里能有什么信息？除了我们之前所介绍的从便便次数、性状和颜色来看胃肠的状态之外，粪便常规最重要的一点就是：如果肚子里有了寄生虫，虫子的卵、幼虫及虫子身上的脱落物等就会随着大便拉出来，通过检查，我们就能知道是什么寄生虫在肚子捣乱。

如果胃肠道被结核菌、伤寒杆菌、霍乱弧菌等感染，这些微生物就会混到大便中，医生们也能通过对大便进行细菌培养来揪出真凶。

有时候病人来看消化科医生，医生有时就会拿出一个火柴盒大小的盒子，让病人排放一些自己的大便便。可是如何挑取便便也是有讲究的。一般而言，成形的大便用竹签挑取蚕豆大小即可，水样便可直接盛取之。如果是脓血便，就要注意挑取脓血部分。

做大便检查很方便，但有时也要做一些准备，比如要检查肠胃是否出血，就须注意化验前两日不要吃动物的血、肝脏以及菠菜或有影响的药物，否则会出现假阳性。

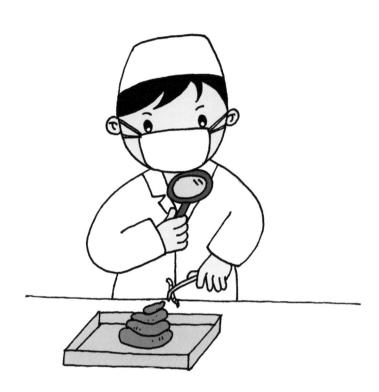

肛门指检，一指值千金

有一位王先生，不到 40 岁便成为某名校的学科带头人。虽然大便带血已经半年多，但他一直以为是"痔疮"，所以也没有在意。直至春节放假，他才在夫人的"押解"下来到医院检查。外科医生做了个简单的肛门指检之后，脸上出现的遗憾表情已让王夫人的心凉了半截。果然，结肠镜检查证实为直肠癌晚期，已经失去了手术机会。

一提到肛门，人们总会很自然地流露出一种见不得人的神色。也许是这个缘故吧，使很多患有肛门、直肠及其附近器官疾病的病人变得讳疾忌医，不敢到医院看病，由此铸成大错者并不少见。

肛门指检是早期发现直肠癌的一种既简单又无痛苦的检查方法。医生只要将戴有手套的食指插进病人的肛门内，就可以初步诊断包括可以危及生命的直肠癌在内的及其附近多种器官的疾病，如直肠息肉、前列腺肥大和癌肿、盆腔脓肿和某些妇科疾病。肛门指检的最大价值是其可以早期发现直肠癌。直肠癌多见于 30~70 岁的中老年人。

可是绝大多数人在体检时几乎都拒绝了肛门指检。比如医生是异性时、害怕疼痛、觉得肛门是绝对隐私等情况。

曾经有一位长期便血的女性病人，她先是找其当医生的亲戚看病，虽然该医生提出需要作肛门指检，但病人既是女性又是亲戚，双方都不好意思，只当是痔疮出血治疗。误诊误治之后，才发现直肠癌已是到了晚期阶段了。

在临床工作中，约有 80％的直肠癌病变可通过肛门指检而被早期发现，直肠癌如能早期诊断和治疗的话，大多数人会被治愈。由此可见，凡是年过 30 岁的人，近期来有大便习惯改变，譬如大便次数增加，便秘或腹泻便秘交替；或是虽然便意频频但又无粪便排出，肛门不适和坠胀感；有便血或大便表面附有黏液脓血，都应作肛门指检，以排除直肠癌的可能。

　　一指值千金,有时候,一两分钟的不适或许可以让我们躲开病魔的纠缠,我们真的不应该再拒绝肛门指检!

2

可靠的助手——内镜检查

得益于吞剑术的胃镜检查术

看过武侠片的人一定记得，一些江湖卖艺的人会一手绝技，就是将剑吞进肚子里。这是一种赚钱的手段，自然有不让自己受伤的诀窍，普通人要是拿把刀子就往肚子里吞，可以负责任地说，不出半小时，你就会命丧黄泉。

这种吞剑术现在很少有人做了，可是一种医学上的技术却因此产生了，这就是胃镜检查术。简单地说，胃镜就是将一根带有摄像头的管子通过咽部、食道探入到病人的胃部，并可进入十二指肠，然后直接观察胃和十二指肠有没有疾病。不仅如此，当发现病变时，它还能够对病变进行处理，不用开膛破肚进行外科手术。正因为胃镜检查能直接观察到被检查部位的真实情况，更可通过镜身的通道对可疑病变部位进行活检病理检查及细菌学检查，以进一步明确诊断，目前已成为上消化道病变的首选检查方法。

不过不少人对胃镜有一种天生的抵抗，这一部分抵抗很少是因为费用，而是觉得自己根本承受不了胃镜检查。有一位 50 多岁的男性病人，反复出现上腹疼痛等不适症状两周，不愿接受胃镜而做了上消化道吞钡 X 光透视及照片检查，结果提示为胃溃疡。按胃溃疡治疗后症状改善不明显，终于在医生的说服后接受了其认为是十分痛楚的胃镜检查。检查后，病人才知道接受胃镜检查的不适远没有别人所说的那样痛苦，仅仅是胃镜通过咽部时有些不适而已。

胃镜分为普通胃镜、清醒镇静胃镜和麻醉胃镜,后两种通常被称之为"无痛胃镜检查"。普通胃镜就是在检查前口里含一口局麻药,等药起作用后吐掉,在完全清醒的状态下接受检查。而清醒镇静胃镜除了用局麻药外,还要静脉注射镇静剂,通常使用起效快且药效消失快的咪达唑仑,受检者也在清醒镇静状态下接受检查。如果对胃镜检查异常害怕,精神过度紧张,或者希望在完全没有知觉的状态下舒适地完成胃镜检查,就需要做麻醉胃镜,也就是由麻醉医师静静脉注射麻醉剂,达到全身麻醉后才进行胃镜检查。

做胃镜检查并不是到了医院就可以做,需要病人在检查前做些准备。检查前一天晚餐要吃少纤维、易消化食物,以确保胃镜检查时胃能完全排空。检查当天禁食、禁水,还要有家人陪同,尤其是需要进行无痛胃镜检查者,以免检查过程中胃内容物呕出后误咽入气管而引起窒息,造成生命危险。在做胃镜之前,有假牙的病人还需要除下可卸下的假牙,特别是单个的可卸下的假牙,以免呛进气管和进入食管。

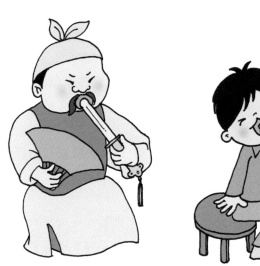
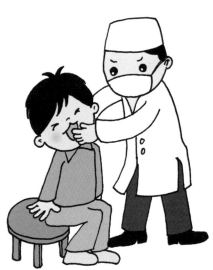

"九曲十八弯"的结肠镜检查术

10 年前,一位反复下腹隐痛、大便带血两个月而治疗效果欠佳的 40 多岁女性病人,检查时发现她左腹有压痛,肛门指检时指套有暗红色血迹,当时怀疑有结肠病变,就建议她接受结肠镜检查。但病人却因"道听途说"做结肠镜检查时是如何的难受,对结肠镜检查存在"恐惧"的抗拒心理,并说她两个月来已拒绝好几位医生要其做结肠镜检查的建议。医生费尽口舌反复说明结肠镜检查对她的必要性,并强调事实上并没有她想象的那么恐怖,多数患者都能忍受这项检查后,病人这才勉强答应接受检查。不检查不知道,病人的结肠里有一个肿物已经快填满了肠道,用结肠镜取少许肿物组织做病理组织学检查,结果为结肠癌,而且已达晚期,失去了手术根治的机会。

假如病人能在病初即接受医生的建议进行结肠镜检查,或许情况会有很大的不同。

前面我们说过了胃镜,那么,结肠镜检查究竟是怎么一回事?

事实上,结肠镜技术的原理与胃镜技术基本相同。通过结肠镜可以清楚地检查到全大肠及回肠末段的情况,可及时发现肠道病变,并对部分肠道病变进行治疗,如大肠息肉可在结肠镜下顺利摘除,肠道出血也可在结肠镜下进行止血处理,对大肠异物可经结肠镜下去除。

胃镜是从嘴进到胃里,结肠镜恰好相反,是从被检查者的肛门进去,逆行向上可检查到整个大肠。尽管大肠各段之间如同"九曲十八弯"的隧道,结肠镜一样可以从容穿梭。

相比胃镜,结肠镜检查要做好肠道清洁的准备。一般要求检查前 3 天进食流质或少渣半流质饮食,检查当天上午空腹。检查前一天晚上服用聚乙二醇电解质液等清肠剂并大量饮水以达到彻底的导泻、清肠作用,使肠道粪质排泄干净。部分特殊病例如严重便秘者尚需在检查前3天开始配合使用通便药以利于肠道清洁,对于肠道清洁不理想者,必要时在检查前配合清洁灌肠,有条件者可利用大肠水疗机进行大肠水疗以保证肠道理想的清洁度。

检查过程中医生会通过结肠镜向肠腔内注入一定量的气体以利于观察,而且结肠镜在肠内"七拐八弯"地往上爬行,被检查者可能有程度不同的胀痛或牵拉痛的感觉,尤其是结肠镜经过肠道转弯部位时。被检查者如能镇定地按医务人员的吩咐积极配合,大多是可以耐受并完成结肠检查的。所以,根本不用过分恐惧,相比起这点难受,保住自己的性命更有价值。

另外,在有条件的医疗单位,对于确实紧张焦虑的患者,或者对检查舒适性有更高要求者,可实施"无痛胃镜"或"无痛肠镜"技术,使被检查者能在不知不觉中完成胃肠镜检查。当然,由于被检查者处于镇静或麻醉状态,这便对胃肠镜操作技术水平提出了更高的要求。

胃镜、肠镜,探测癌变第一镜

未到而立之年的老白身体一直很好,但去年2月开始便血,一个月后不见好转,后到某门诊部检查,医生先后诊断为痔疮及肠炎,并进行了相关治疗。5个月后,白某的病情渐重,家人便将他送往某大医院,经结肠镜检查,被确诊为直肠癌晚期……

消化道癌症在生活中并不少见,其中胃癌在45~55岁人群中高发,其发病率及死亡率在恶性肿瘤中占第一位;肠癌在40~50岁人群中高发,其发病率占恶性肿瘤第三位。消化道癌症症状很模糊,比如便秘、腹泻、便血等,生活中经常遇到,总被当成其他疾病来治疗,这样拖来拖去就拖成了晚期。

有没有办法提早发现、消灭这些严重威胁人类健康的病魔呢?胃肠道内窥镜也许能帮助你。胃肠镜检查是将纤细柔软的带有摄像装置的内窥镜软管伸入病人的消化道，借助电视屏幕清楚地观察消化道黏膜的病变，很直观地发现疾病，如同将摄像机伸进了肚子里。不仅如此，胃肠镜还可以取下可疑的肠道组织直接做检查。胃肠镜有胃镜和肠镜之分，其中胃镜从口腔进入，经食管、胃及十二指肠一路探察；肠镜则经肛门进入，可以"搜索"整个肠腔。

早期发现胃及肠的恶性病变可以改变病人的命运，使胃癌及肠癌成为可完全治愈的疾病。在日本，胃肠内窥镜检查每年至少可发现约5万例早期胃癌，及1.5万例早期肠癌，而这类病人经简单的内窥镜手术及常规外科手术，5年生存率可达95％以上，其中黏膜内癌的5年生存率可达100％。在我国情况有所不同，因为费用等原因，目前内窥镜检查尚未列入常规健康体检项目，而人们对花钱用胃肠镜检查疾病的意识还不够，所以早期胃癌在我国发现率极低。大量的胃癌病人错失早期发现的机会，极大地影响了胃癌的疗效及预后。

无论如何，胃肠镜检查都是诊查胃肠道肿瘤及癌前病变的最有效方法，所以不论有无症状，建议人们在50岁时最好做第一次结肠镜检查，以后可每隔3~5年检查一次；如果条件实在不允许，也应做个检查看大便是否有潜血，发现问题者再做进一步检查，以便早期发现，早期治疗。

出现以下情况者，必须及早做结肠镜检查：①腹痛、腹胀、腹部可摸到包块者；②常有腹部不适、隐痛、反复大便不畅、腹泻、便秘、黏液便或大便带血者；③其他部位癌症手术后，长时间出现了消化道症状；④大肠癌及大肠息肉术后；⑤胆囊切除术后10年以上者；⑥已明确直肠或乙状结肠癌病人，应做全结肠镜检查来查看有几个病灶。

对以下一些人，做胃镜检查则极为必要：①40岁以上，有不良饮食习惯（如嗜吃熏制品或腌制品）者；②40岁以上，有萎缩性胃炎病史，超过两年未进行胃镜检查者；③50岁以上，有任何上腹部不适症状者；④不明原因两个月内体重减轻 3 公斤以上者；⑤有胃癌家族史；⑥胃部手术后第五年开始，每年应行胃镜检查者；⑦发现胃息肉及其他良性肿瘤，经内窥镜治疗后两年内未查胃镜者；⑧医生认为其他必须行胃镜检查者。

性价比高的胃镜、结肠镜下治疗

曾经有一个病人在家人陪同下去就医，病人精神恍惚，说自己前天夜里突然胃有点不舒服，而且早晨大便时发现大便很黑。医生心里盘算十之八九是胃出血，就让他做了一个胃镜，为了确保病人的生命安全，也做好用胃镜做治疗的准备。等胃镜还没进到胃里，便在接近胃的食管处发现一条血线，当机立断，马上于内镜下给病人进行止血处理。等做完胃部和十二指肠检查后确定没有其他出血灶，就退出了胃镜，跟病人说出血的位置找到了，没事了，已经止血了。

病人当时急了，说医生你这忽悠我呐，肚子里头出血你还不赶紧开刀手术。医生解释了半天才跟他解释通，最后算起来，花了几百块钱就搞定了。

很多人和这位病人有相同的疑问，认为消化道里面出了问题，不开刀手术怎么治？

其实用消化内镜进行治疗，很早就开始应用了，只是普通老百姓了解得少一些。在消化科医生眼里，能用消化内镜进行治疗，就不会选择开刀手术。一些早期癌症、胃肠息肉、溃疡和小出血灶都可以用胃肠镜来治疗。其实用胃肠镜来治疗，费用比起手术要少得多，比如胃出血，要开腹后进行手术，对身体损伤较大，而且开刀后还可能找不到出血的病变与部位。而用胃镜就简单得多，不用开刀，不用破坏胃的结构，费用也少得多，当然，这也需要有高超的内镜技术与相应的各种治疗配件。

其实,胃肠镜最大的一个贡献就是能够早期发现胃肠肿瘤并能够将其切除,但是在国内却很少能实现,因为国内的体检项目里没有胃肠镜检查这一项,老百姓也舍不得自己花钱来做,所以胃肠镜这项功能并没有得到最大程度的应用。其实,胃肠道的疾病都不是小事,有些病跟着人半辈子,最后就可能恶化,让人猝不及防。所以,在四十岁之后,要尽量做一次胃肠镜健康检查,遇到恶性病灶及早切掉,每三年做一次,一共也花不了多少钱,后半辈子就会省心得多,何乐而不为?

你需要做胃肠镜检查吗

胃肠镜既能明确诊断胃肠疾病,也能对一些疾病进行治疗,而且耗时少,误诊率小,现在已经成为消化科医生的宠儿。不过,胃肠镜的费用相比其他检查会稍贵一些,而且多少有些心理恐惧,觉得往肚子里插一根管子怎么也不是一件舒服的事情,很多病人对消化内镜都有些抵触,有些时候就算医生说破了喉咙也不管用。那到底我们得了胃肠疾病需不需要做内镜检查? 什么情况下需要做呢?

下面就胃镜和肠镜来说一下病人是否需要做内镜检查。

哪些人需要做胃镜检查?

●有上消化道症状,但是常规检查没有检查出来。比如 40 岁以上,长期有消化道疾病、疼痛不适者。

●胃肠钡餐 X 线检查发现了上消化道病变,但不能确定病变的严重程度。

●有上消化道出血表现,需明确出血原因及可能需要行内镜下止血的病人。

●有可疑上消化道异物的病人,比如食管被异物卡住。

●上消化道病变治疗后随访复查者,特别是食管癌和胃癌治疗后,要定期检查,胃部分切除病人必须要进行检查。

●有胃溃疡、胃息肉、萎缩性胃炎需要进行内镜下治疗者,而且这些疾病癌变机会大,定期检查会及时发现病情变化。

哪些人需要做肠镜检查?

●原因不明的便血,有痔疮的人更要注意,别让痔疮所误导与掩盖!

●慢性腹泻、排便异常、排便习惯突然改变。

●钡灌肠发现肠道异常需要进一步确诊者。

●结肠手术前确定病因及病变部位。

●结直肠息肉或早期癌切除。

●肠内异物取出。

●复查和随访。患有肠息肉和大肠癌的病人在手术治疗痊愈后,一定要进行肠镜复查。

●普查与筛查。家族中有大肠癌肿病人,需要进行肠镜健康检查者。

个性化选择胃镜

很多人都抗拒胃镜检查,想着抽血查个肿瘤标志物就行了。这种侵入性检查,会有不舒服的情况,因为当胃镜经过喉咙的时候会产生刺激感,出现呕吐反应。但患者镇静下来配合得好可以做到,医生可以给患者做一些局部麻醉,这样咽喉就不会那么敏感了。而且现在的内镜有两方面的优点:第一、基本上是电子胃镜,镜子在口径、性能等方面都比较理想,已经达到患者可以接受的程度。第二,医生的操作技术越来越好。

目前胃镜可分为普通胃镜、清醒镇静胃镜、麻醉胃镜检查三种,其中后两者常被称之为"无痛胃镜"。详细见下表。

胃镜种类	优点	缺点	参考价钱	备注
普通胃镜	简单省事,如果患者状态好,几分钟即可完成检查	毕竟是入侵性检查,会有短期不适感	250 元左右	可由内镜中心医护人员完成
清醒镇静胃镜	患者在检查时处于半睡半醒状态,可出现"顺行性遗忘",即在监察室感觉有点不舒服,但醒来却忘记这回事	——	300 元左右	可由内镜中心医护人员完成
麻醉胃镜	检查过程很舒服,患者通过全麻达到深度镇静	麻醉剂比较贵,有一定的麻醉风险	400 元以上	需在专业麻醉师和内镜中心医护人员共同配合下完成

很多患者担心的麻醉风险其实并不大,注射药物后,10~20秒钟就可以进入梦乡。检查即将结束时,麻醉师停了药物,轻轻叫一声,患者就从"梦中"醒来,往往比清醒镇静胃镜恢复知觉还快。

大家可根据自己耐受疼痛特点、经济条件等选择以上三种方式中的一种,清醒镇静胃镜比较受欢迎。最重要的是,胃镜检查能发现早期胃癌,有些辛苦,却很值!

10 种情况不能进行结肠镜检查

以下 10 种情况的患者不能进行结肠镜检查:

● 严重心肺功能不全时。

●严重高血压、脑供血不足、冠状动脉硬化、明显心律失常时。

●腹膜炎和中毒性急性消化道炎症(中毒性菌痢、暴发型溃疡性结肠炎、急性胃肠炎等)时。

●急性消化道大出血、肠道积血或积血过多妨碍观察时。

●近期胃肠道或盆腔做过手术及放射治疗时。

●因手术及炎症致使腹腔内粘连或形成硬性扭曲时。

●肛门狭窄及肛门急性炎症时。

●肠道有狭窄时,对狭窄以上的肠管不能勉强进镜。

●精神病患者或不能配合者。

●女性妊娠期及月经期。

如遇上述情形而病情又却需要行结肠镜检查者,需与临床医生及消化内科医生充分沟通后,酌情实施。

小肠内镜、胶囊内镜和超声内镜

胃镜是对付胃病的,结肠镜是对付结肠和直肠疾病的,那么小肠疾病怎么办? 因为小肠是消化道中最长的也是最弯曲的,所以,胃镜和结肠镜很难直接探到里面。

小肠疾病相比胃和大肠来说会少很多,很多都是出血性疾病,尽管小肠出血约只占所有胃肠道出血的5%,但最难诊断的也正是这5%。目前诊断小肠病变的方法数起来也不少,如小肠钡餐双重造影、血管造影、核素扫描、剖腹探查等,这些检查相比内镜检查不够精确,也很容易漏诊和误诊。所以,科学家们就发明了针对小肠疾病的小肠镜。小肠镜可以从口腔或者肛门进入,检查手段和胃镜、结肠镜类似。

但是小肠镜有几个缺点,就是价格昂贵,检查耗时长,由于小肠镜需在腹腔内盘绕数圈,病人难于耐受,常需在麻醉状态下进行检查,而且对检查医生的技术水平要求更高。针对这些问题,有一种更先进的内镜检查技术,就是胶囊内镜。胶囊内镜很小,大小仅 1.1 厘米 ×2.6 厘米。胶囊内镜也称无线内镜,胶囊内有电池、灯泡、摄像机、电波发射器,病人吞下胶囊后,随着胃肠蠕动从食管向胃、小肠、大肠顺序推进,摄像机自动以每秒 2~3 帧的图像连续拍摄,图像信号则传送到悬挂在病人腹部的传感器,并记录在数据记录仪上,它能使小肠病变一目了然。检查完毕,胶囊即随粪便排出体外,它拍出来的图像可达数万张之多,供医师分析以找出病变。胶囊内镜的优点还有可检出小肠镜不能发现的病灶。胶囊内镜属一次性用品,胶囊内的电池只发光 8~12 小时,难以重复使用以节约成本,目前检查一次的费用相当昂

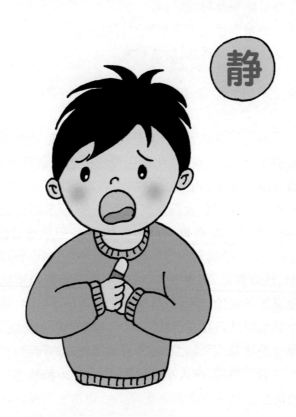

贵。另外，在有小肠道狭窄、梗阻等情况下，可能会造成梗阻等。

还有一种内镜也很特别，叫做超声内镜。这种内镜与胃肠镜最大的不同就是胃肠镜只能发现胃肠壁表面的疾病，对胃肠深层的疾病难以确诊。超声内镜就是为了这个目的而产生的，它可以通过对胃肠进行超声扫描来判断胃肠深层的疾病，对胃肠壁及其周围的肿瘤等病变的诊断有很大帮助。可以说，超声内镜不是真正意义上的消化内镜，而是超声，属于腔内超声的范畴，只是利用消化内镜，包括消化内镜技术将超声探头经由消化道送达病变附近进行超声探测而已。由于可以将超声探头紧贴病变部位进行探测，因而可获得比体外超声更细致的超声影像从而获得更准确的超声诊断。

无论胃镜、结肠镜、小肠镜、胶囊内镜还是超声内镜，都是比传统的诊断方法更为精确的诊断仪器，虽然价格稍贵，但相信再过不久这种检查手段就会普及，人们的胃肠健康也会多一份保障。

消化内镜贵不贵

说起消化内镜，老百姓不愿意用它来做检查的原因，除了对它有误解，以为做一次就要难受得要命之外，就是觉得这是高科技，价格肯定要很高。其实，随着这些年消化内镜的普及和发展，价格已经不是限制人们使用因素。

就目前来说，消化内镜的价格并不是高得离谱。常用的内镜检查大致的价格如下——

普通胃镜：250元；

普通结肠镜：340元；

胶囊内镜：3850元；

超声内镜：580元；

如果需要麻醉下作胃镜和肠镜检查，则需加300~400元。清醒镇静费用约 100 元。而小肠镜检查时由于比较费时，监测费用与麻醉药应用都较多，增加的麻醉费用也会高些。

消化内镜下治疗费用则据治疗所采用的术式，如单纯息肉钳除、高频电热钳除、高频电圈套切除、经内镜黏膜切除术、经内镜黏膜下剥离术、经内镜黏膜下注射术、经内镜止血夹止血术、经内镜套扎术等的不同而治疗费用有所不同。另外治疗中根据病情需要所采用的治疗配件如一次性经内镜注射针、一次性圈套器、一次性经内镜 IT 刀、一次性经内镜针状刀、止血夹等的费用另计。与内镜微创治疗相关的费用通常在数百元至数千元不等。

相比开刀手术，消化内镜下治疗会节省很多药费、住院费，而且恢复快得多。当然，如果肠道内疾病无法施行镜下治疗，比如肠梗阻、恶性肿瘤晚期，就需要进行外科手术了。

③
诊断胃肠疾病常借助的
影像学检查

钡餐检查，抓住肠道内的隐形"敌人"

做过体检的人都知道体检时有个胸透的项目，医生让自己站在一个台子上，然后操控一个扫描仪在自己的胸部范围进行扫描检查。这个胸透检查用到的技术就是 X 射线检查，它不仅可以帮我们查看肺部是不是有结核和肿瘤等病变，也同样可以成为消化科医生手里的工具，来检查胃肠和其他消化器官的病变。

用 X 射线来检查胃肠道有没有毛病，其实并不是很容易。比如说胃部出现了一个溃疡，光凭 X 射线是很难看清的。于是科学家就让病人在做检查前先喝些白色的液体，这白色的液体是在清水中加入一种叫钡的物质。这种液体就叫做钡餐。为什么要用钡餐？道理很简单，一是钡餐能够被 X 射线识别出来，二是它对人体没有危害，最后可以完全被排泄出去。

喝了钡餐做 X 射线检查就能很清楚检查一些疾病了。这还是让人摸不着头脑。说个有趣的事，有个病人来医院检查，说自己胃痛，医生做了初步检查觉得可能是胃溃疡，就让病人下午再来做个钡餐 X 射线检查，还嘱咐中餐就不要吃了。这个病人极不情愿，但为了治病，勉强配合医生做好了检查。等医生开好药准备走时，在门口碰见另外一个胃病病人，那个病人就问这大夫怎么样，他叹了口气说："大夫水平还行,就是有一点怪,你找他看病,不让你吃午饭不说,还必须得喝一肚子油漆。"

其实这个大夫一点问题都没有,有时候让病人喝进去一些钡餐,因为钡餐可以清晰地把疾病显示出来。比如说一个敌人会隐形,就站在你周围,时不时给你一刀,你就是看不到他,怎么办?找来一桶油漆,往周围一泼,等隐形人身上沾满了油漆,你不就看到了吗?喝钡餐就是这个道理。如果得了胃溃疡,在胃壁上钻了一个小洞,疼得病人龇牙咧嘴,医生也仅仅知道你可能有胃溃疡,但具体溃疡在什么地方?溃疡有几个?溃疡大小怎么样?溃疡有没有引起胃穿孔?再高明的医生也不能瞎猜。当把钡餐喝进胃里时,它就会填塞到胃溃疡的缺口里,当用 X 射线扫描,就能把含有钡餐的地方都照出来,胃溃疡造成的小洞就像被泼了油漆一样被找出来了。

到底哪些疾病能用到钡餐检查呢?只要造成胃肠壁缺陷或隆起的疾病,都能靠钡餐检查找出来。比如食管癌、胃溃疡、十二指肠溃疡、胃肠道出血、胃肠肿瘤、胃扩张、结肠息肉、肠梗阻、胃肠内异物等众多疾病,在钡餐面前都无法隐身。

钡餐检查前你准备好了吗

有些病人不喜欢做钡餐检查,倒不是对钡餐有多恐怖,只是医生交代了一大堆检查前准备,比如禁食禁水等。为什么要做这些准备工作呢?这是因为如果检查时胃肠里还有内容物,就会对检查有很大影响,很容易漏诊和误诊。除此之外,还有很多准备工作需要我们了解。

●禁食和禁水:检查前禁食禁水时间最少要在 6 小时以上,有胃病的人一般胃排空较慢,禁食禁水要求达到 12 小时。大多数医院是在上午做钡剂造影,在检查的前一天晚上饭后即不再进食,晚 9 点以后不再进水,保证胃内干净和分泌减少。有的医院安排在下午行钡餐检查,早饭后即不再进食进水。

●有便秘的病人,在检查前一天晚上最好服用缓泻剂,以减少肠内容物和结肠内气体对胃部显影的干扰。

●检查前 12 小时停服各种药物,特别是检查前一日起禁服含有金属的药物(如钙片等)。

●有胃部不适的人多自服一些治疗胃病的药物,有些药品可能会减慢胃的蠕动,如 654-2 片、阿托品片、颠茄类,有些会增加胃的蠕动和排空,如胃复安和吗丁啉。还有的药物在胃内溶化很慢,在造影时可能被误认为胃内肿瘤、息肉或异物。

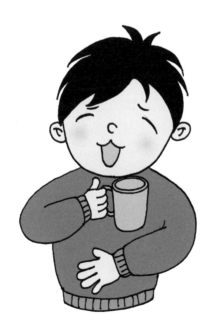

钡餐检查前要喝进一杯硫酸钡溶液。

●有胃液储留过多者,检查前医生或护士可能先下胃管抽出胃液和食物残渣,然后再造影。

●在检查过程中,医生可能为了使一些小的溃疡或病变显示清楚而注射一些药物,如阿托品等,因此不要紧张。

●检查时携带以前 X 线的检查资料(如 X 片),以及有关病历,供医生参照对比。

●一般检查需要数小时,请耐心等待,未得医生同意不要吃任何东西,也不要离开。少数病人当日下午还须复查。

●检查时最好穿没有纽扣的内衣。因为金属纽扣会被 X 射线认出来,医生可能会被误导,误认为是肿瘤、结核灶或异物。

胃肠 CT 检查有讲究

说起 CT 检查,几乎无人不知无人不晓。不过人们接触 CT 最多的还是在家人或者自己进行胸部检查和脑部检查的时候,其实用 CT 检查腹部,也是医生经常用到的诊断腹部疾病的工具。对胃肠来说,CT 检查会帮医生更好地发现一些其他诊断工具不太容易发现的疾病,特别是对胃肠肿瘤的诊断。

除了胃肠肿瘤的检查,腹部 CT 检查还可以了解腹腔脏器有没有感染性疾病,如溃疡性结肠炎、肠结核、脓肿等;还可以看到有没有结石、肠梗阻、肠穿孔等。CT 比起 X 线检查,清晰度高很多,当然,价钱也会高一些。

我们之前已经了解了 X 线检查腹部前,有时要喝钡餐或者静脉注射造影剂,是为了更方便发现疾病。而 CT 检查胃肠疾病也要有帮手,只不过这一次喝进肚子里的不是白色的钡餐,而是 2% 的含碘对比剂的水溶液。目的是让这种对比剂充盈整个肠腔,来防止肠腔积气在检查时捣乱,从而保证诊断效果。因此,喝完对比剂后需要一个过程,待对比剂到达要检查部位的肠腔后便可进行 CT 检查了。当医生考虑是结石，如胆囊结石、肾脏结石等。急性胰腺炎、肠梗阻、肠穿孔的病人不需要喝对比剂，以免对比剂掩盖病情或加重病情。有时候，还要向静脉血管里注射高浓度对比剂，如非离子型造影剂，而后再进行 CT 扫描。这样会增加鉴别诊断的可靠性，使癌症、血管瘤、囊肿区别得更加明了，还要在注射完对比剂后 5~10 分钟再次进行 CT 扫描。CT 检查时间的长短，取决于病情的需要。

有时候先来看病的病人反而比后来看病的病人进行 CT 检查还要晚，心里总是不服气，就是因为有的病人不需要用对比剂，而有的病人需要用对比剂，而且要等一段时间才能做检查。

做过腹部增强 CT 检查的病人，要在候诊室等 15 分钟后方能离开，这是为了防止因静脉注射对比剂后出现迟发性过敏反应，如荨麻疹等，一切没事方可回家。回家后，最好沐浴更衣，多喝茶水，利于排泄与防护。

你准备好做腹部 CT 检查了吗

同 X 线钡餐检查一样，做腹部 CT 检查也需要做好检查前准备。而这些准备与 X 线钡餐检查的准备又不尽相同，所以，病人在得知要做腹部 CT 检查时，要做好以下准备：

●扫描前一周不吃含金属的药物，不做胃肠造影，扫描前两日少吃水果和蔬菜，饮食做到无渣、无油、无肉，扫描前 4 小时禁饮食。

●做下腹部 CT 需检查前晚服泻药，次日清洁灌肠。

●做腹部 CT 前 20 分钟喝水 300~400 毫升。

●必须有家属陪同。

●如果以前做过腹部 X 线检查和 CT 检查，应将原来的检查报告一同带来。

以结肠双重造影检查为例,详述一下如何做好检查前准备。

日期	时间	食谱及注意事项
检查前一日	早六点	口服 50% 硫酸镁 20 毫升。
	早午餐	可吃馒头、面包、稀饭、面条、糖水、果汁、巧克力等,菜类可选豆腐,不能吃蔬菜、土豆、肉、蛋、油、黄油、牛奶。
	下午	多饮温开水或糖水,800 毫升左右。
	晚餐	最好不吃,可喝点果汁、糖水,吃点巧克力。
	晚七点	口服 50% 硫酸镁 50 毫升,之后多喝开水或糖水,1500 毫升左右。
检查当日	早晨	禁食,可喝糖水、果汁,吃巧克力。
	午间	洗肠、禁食。

Part7

肠道养生，长寿之道

为你开辟一个养生新思路

1

肠胃好,身体才倍儿棒

长寿老人共同的秘密

说起如何长寿,每个人的说法都不一样,有的说长寿在于运动,有的说想长寿就得心态好,还有说喝绿茶饮红酒等等。这也难怪,每个人的家庭生活、居住地点、性情等都不一样,寿星们的长寿秘诀不一定就适合自己。可是不管长寿老人住在哪里,是男还是女,都有一个共同的特点,就是胃口好,肠胃好。其实仔细一想也可以想得通,年龄大了,身体各项机能都退化了,如果肠胃不好,能量补充不足,身体很快就会垮掉。如果邻居里有长寿的老人,可以问问他们的三餐情况,你肯定会吃惊他们吃得和年轻人差不了太多。

宋代有个大文学家苏轼,一生仕途坎坷,饱受折腾。苏轼性子烈,要是放到现在,早下海经商去了,还能受这窝囊气!可是当时皇帝是一把手,最大的领导,你不服他,别说乌纱帽了,项上人头都得上交公家。就算是这样苏轼还是活到了 65 岁。活到 65 岁算不算高寿?你要知道在当时人们的平均寿命才四十多岁,能活到 65 岁,至少相当于现在的 90 岁!当时不少术士喜欢炼制丹药,难道苏轼跟哪个老道是哥们弄了两颗长寿丹吃?从史书记载上看可没有人这样说过。现代科技这么发达都没研究出来,靠着几个火炉子可能也只是瞎鼓捣。苏轼有啥秘密呢?其实他就信奉八个大字:脾胃全固,百疾不生!要想不生病,就得把脾胃伺候好。苏轼不仅这样想,也是这样做的。他总结了一些诀窍,归纳起来是这样:固脾节饮水,游乐多行走;盘腿擦涌泉,闲坐观菖蒲;地黄芪门煎,酌饮蛤蜊酒;长食茯苓面,常餐杞菊肴。

　　除了要乐于运动、按摩按摩穴位、有个好心态之外,其他的都是跟肠胃有关。对于补肠胃,苏轼认为最好的补品是麦门冬、枸杞和菊花,最好的食物是茯苓面。到了晚年,苏轼还把酒戒掉,不食肥腻,专心养胃。

　　老人益寿延年的诀窍很多,但是最重要的诀窍不是别的,就是养好肠胃,如果七老八十了还跟年轻人一样饭量好,食欲好,身体肯定差不了。所以说啊,养好自己的肠胃,才能延长自己的寿命啊!

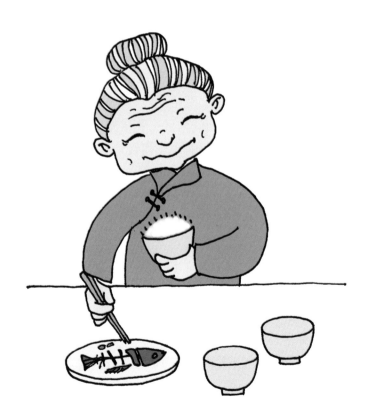

40 岁之后一定要做一次肠道检查

一个医生特别是一个消化科医生,最不愿意看到的是什么? 不是怕没有病人来看病,也不是怕病人交不起医药费,而是病人如果早点来看病就万事大吉,却非拖来拖去拖到最后,结果已经是晚期,没法治了。从医多年,类似感触颇深的事情太多了。以肠道肿瘤为例,一开始可能是腹泻、便秘,消化差,症状并不是特别明显,要是这时去看病可能就只是早期,做个手术就行了。可是要是一直置之不理,再发展下去就会引起便血、经常性的腹痛腹泻,忍不了了再去看医生,绝大多数都到了晚期。

有个消化科医生,有一次一个亲戚来找他看病,说腹泻、便秘交替快两年了,时不时还便血。医生一听心凉了半截,马上叫他去做检查,不出所料,大肠癌晚期。这个医生天生一副好脾气,没对任何人发过火。但是这次发火了,大声质问为什么不早做检查。亲戚说跑肚拉稀谁都有过,除了大便不太好,平时也一直没什么异常,再说生意忙得很,哪抽得出时间来医院。医生发了一通火,可也无力回天,肿瘤都扩散了,这个亲戚几个月后就病逝了。其实一点都不要觉得意外,每个消化科的医生都遇到过这样的事情,都发过类似的火,本来早点做一个简单的手术就能痊愈的疾病硬是被"忙"给耽误成晚期,谁不着急?

这个医生的亲戚的事情在我们每个人身上都可能发生,所以,一定要强调早诊断早治疗的意义。为什么说 40 岁之后一定要做个肠道检查? 原因就在这。辛苦了几十年的肠道到了 40 岁时,已经不像以前那样可以抵御多种疾病,许多致病物质趁机在肠道沉积,持续地刺激肠道,容易诱发肠道细胞癌变。特别是有慢性胃炎、结肠炎、溃疡病的病人更要注意。不要等症状已经明显到忍受不了的时候再来找医生,再高明的医生也对晚期肿瘤没有太多办法。做肠道检查其实很简单,除了"望、闻、问、触"之外,还可以做肛门指检,做个内镜,很多疾病都能排查出来,特别是癌前病变和癌症早期更有意义。要记住,胃肠道是自己的啊,没了胃肠道还提什么长寿? 提什么"工作太忙"呢?

与人生死攸关的肠道年龄

我们每个人都生活在一个巨大的环境里,这个环境有动物、有社会关系、有自然环境,没了这个环境,我们每个人都活不了。在我们体内也有很多环境,而肠道就是人体内最大的微生态环境,它正常了,我们就会吃得好睡得香,它要是被破坏了,肠道内就会发生"大地震",对我们的健康和寿命有着举足轻重的影响。有个著名的科学家梅契尼科夫,他认为:如果大肠内微生态环境失调,有害细菌产生的毒素被肠壁细胞吸收后会引起慢性中毒,导致人体的衰老加速。这便是"自身中毒"学说。

在前面我们也详述地介绍了这个环境的微妙之处,可以说,我们的寿命很大程度受这个环境寿命的影响。科学家提出了"肠道年龄"的概念。所谓肠道年龄,实际上就是随着生理年龄的增长,肠道内菌群分布的变化,它可以反映我们的体质状况。有些正值花季的少女,如按肠道年龄推断却有 60 岁。有一些中老年公司职员,因业务上的紧张繁忙,经常参加酒宴应酬,过重的精神压力使他们产生了焦虑、抑郁等情绪,导致神经内分泌功能失调、肠道生理功能紊乱,使肠道内微生态环境失去平衡,进而造成肠道老化。

肠道老化和菌群失调可危及健康。这是因为肠道内有益菌群如双歧杆菌减少了,而大肠杆菌及腐败性细菌等便会大肆生长繁殖,产生有害毒素。肠道内硫化氢、氨、酚、靛基质等有毒物质增多,被吸收入血液后,会对心、脑、肝、肾等重要脏器造成危害,引发多种疾病,使人体过早衰老。对中老年人来说,由于肠道的张力和推动力逐渐减退,牙齿缺损,咀嚼食物咬不烂,加上吃得过于精细、运动量少等原因,致使胃肠道的消化、蠕动功能差,极易引起便秘。粪便在肠道停留时间过长,菌群生态发生改变,就会使有害菌群增殖而影响健康。如果经常吃过多高蛋白及高脂肪食物,可促使胆汁排出增加,某些细菌将部分胆汁转化为二次胆汁酸,这些胆汁酸是一种促癌物质,和其他致癌物质共同刺激肠壁,易引发大肠癌。

可见,"肠道年龄"事关每个人的健康。想办法让自己的肠胃长寿,我们的生命才可能长寿。

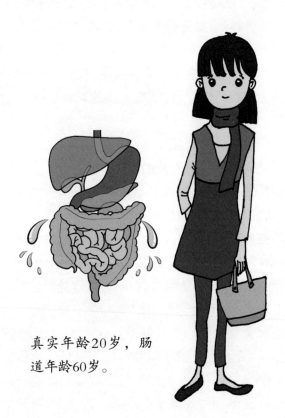

真实年龄20岁,肠道年龄60岁。

② 告别让肠胃遭殃的坏生活

别让烟酒伤了肠胃

烟酒伤身，多少年的老话题，每本健康书里都会谈到。不是大家附和，这吸烟酗酒确实伤身，在这里重复说这个话题，就是因为人们常常左耳朵进去右耳朵出来，听不进去。

在消化科做了很多年医生，接了无数个病人，记录了无数个病例，所有的病例上都会有这样两条：其中一条是："是否有吸烟史？吸烟多少年？最近半年来每天吸烟多少支？"还有一条是："是否有饮酒史？饮酒多少年？每次饮酒量是多少？"为什么一定要有这两条？原因很简单嘛，烟酒是引起很多疾病的重要病因，特别是对胃肠道的损害。

饮酒对消化道到底有多大的影响，很多说法不一。其实只要不酗酒，喝少量红酒不仅对肠道没有害处，还会增加血液循环，对身体有些好处。但是酗酒就不一样了，特别是喝烈酒。过量的酒精会损伤胃肠黏膜，对消化道分泌也有影响，很多急性胃炎、溃疡病和应激性肠炎病人就是因为喝酒才患病。而且酗酒绝对是诱导肠胃癌变的重要原因，对肝脏损伤更大。

酗酒能引起消化道疾病，这可以想象出来，毕竟酒是要途经消化道的，可是很多人不明白为什么吸烟也会引起消化道疾病。大家不要以为烟吸进去再吐出来就不会留在身体里，其实香烟的烟雾里有很多有毒颗粒会留在唾液中，吃饭、喝水、咽唾液时都会把有毒颗粒吞到肠胃里。这些有毒颗粒对肠胃黏膜的刺激非常大，久而久之就会促进胃黏膜癌变。另外,烟雾中有很多有毒物质还被肺脏吸收入血,随着血液到达全身各处,这就包括肠胃,十几年、几十年长期刺激之后,就是癌症的帮凶。

所以,有了消化道疾病的人,想多活几年,烟酒就都不要沾了。没有消化道疾病的人,也要注意将烟酒限制在低水平上,毕竟肠胃是自己的,怎么能让烟酒给伤害了?

为什么运动后不能立即喝冰水

运动时汗如雨下,水分损失不少,补充水分是必要的。可是为什么发生过不少人运动后喝水却猝死的事情呢?因为这事儿,很多人甚至一些医学专家都争论过。其实,最关键的点不是在该补水还是不该补水的问题上,而是怎么补?补多少?补什么样的水?

我们知道,很久不喝水身体就会缺水,然后会通过口渴来告诉自己。运动也是这个道理啊,运动时丢失大量水分,不补水身体肯定受不了。可是如果一口气喝进去一大罐子水,这么多的水分通过胃肠道进到血管里,就会稀释血液,使血容量增加,引起"水中毒",心脏怎么受得了?还有发生脑疝的危险。所以,水是一定要补,但是要补得正确。大家看过网球和乒乓球比赛的人都知道,他们每局只喝几口水,还要分两种,一种是盐糖水,一种是纯净水。

我们要讨论的是运动后饮水对胃肠道好不好。一些人运动后扯着嗓子喝水,感觉很爽,可是事后总会胃痛,还跑肚拉稀,有的人就不会,这就是区别。怎么说呢?一句话,要补水可以,但是要为你的肠胃考虑,就不要补充很冰的水。运动时身体热量大量散发,肠胃也没歇着,一样处于运动状态,胃肠道血液流速比平时会快很多,要是这时你灌进去一瓶冰水,等于往火上浇了一泼水,胃肠哪受得了这刺激?一次两次肠胃跟你闹闹情绪还能忍受得了,经常这样搞,你就等着得胃病吧。急性胃炎、应急性肠炎都可能给勾起来。

　　所以,运动时可以每 20~30 分钟喝一次水,每次喝 120~240 毫升。一次喝得太多,肚子里带着大量的水运动,对胃肠道有不良的刺激。如果运动量不大,时间也不超过 90 分钟,身体不会流失电解质和矿物质,补充水分就可以了。如果运动量很大,运动后水分丢失达体重的 2% 以上,身体就会出现严重缺水,最好喝一些含盐或含电解质较多的水或运动饮料,免得出现抽筋等现象。还有一点就是水不能太冰,否则,你糟蹋肠胃,肠胃就反过来"糟蹋"你!

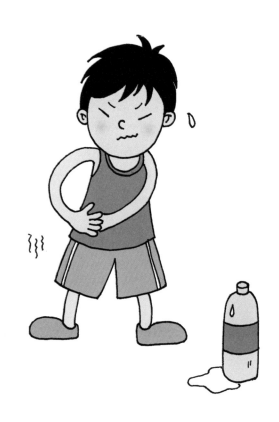

一定要戒掉暴饮暴食的习惯

吃饭用什么样的速度，国家没有法律规定，国际上也没有什么明文规定。但是有一点是肯定的，细嚼慢咽、吃得七八分饱才对身体有好处，狼吞虎咽、暴饮暴食对身体绝对有坏处。

临床上，很多因为暴饮暴食得了重病甚至送命的病人，让人心痛不已。曾经就有一个病人，晚上十点多被送到诊室，躺在床上作检查时还捂着肚子拼命喊疼。问过家属之后才知道，这个病人没啥嗜好，就是酷爱吃肉，特别是红烧的，这次竟然与人打赌，一口气吃了 8 碗红烧肉，还喝了不少酒，结果不到 1 小时，就腹痛难忍，疼得满地打滚。仔细做了检查，结果竟然是急性胃扩张和急性胰腺炎！再晚送几个小时，命都搭在这几碗红烧肉上了。后来等他出院时医生跟他说，你别以为肉好吃，你拼命狂吃，被你吃掉的这头猪可饶不了你！还有患者得了重症胰腺炎，几万甚至几十万块钱花掉了，命也送掉了。

我们都知道，吃喝是生存所必需，乃人生一大享受。近年来生活好了，酒肉不成问题，随时都有，穷人富人都消费得起。不少人这么觉得，我有钱了，享受点口福，多吃点怎么了？无可厚非嘛。有口福确实是件大好事，但是人们讲究饮食的同时，往往忘掉了饮食卫生。特别是无节制的饮食和暴饮暴食，这可危害不浅，不仅损伤了肠胃，甚至可以夺走小命！

暴饮暴食有多大危害？用医生的话来说，可以诱发急性胃肠炎、急性胃扩张、消化性溃疡穿孔、急性酒精中毒、急性胰腺炎、胆囊炎，甚至急性心肌梗死和脑卒中，这里哪个疾病让人受得了？我们前面说过，父母生我们的时候，肠胃的容量和消化速度就设计好了，比计算机还准确。你只要一口一口吃，吃得七分饱，遵循一日三餐，胃肠就会准确地把食物吸收好，保证日常工作学习绝对没问题。可是你非得不这么干,狼吞虎咽,两顿饭当成一顿吃,一天吃它五六回,你的口福保证了,肠胃遭殃了。肠胃这样超负荷加班,这批工作还没搞定下批就塞过来,不造反才怪。

所以说,暴饮暴食,口福就会变"口祸",轻则破财伤身,重则人财两空,遗恨终生。

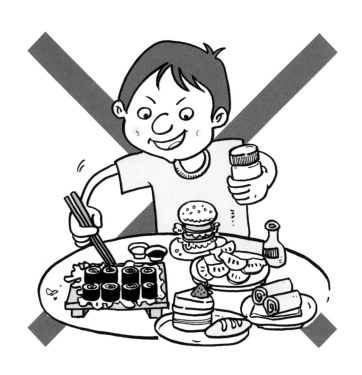

吃喝拉撒睡，不知不觉在伤胃

吃：麻辣烫、烧烤、涮锅，胃肠伤不起

什么最伤肠胃？大吃大喝、不吃不喝、乱吃乱喝！在消化内科门诊中，很多人都是因为这些原因造成肠胃不适来就诊的，吃，是影响肠道健康最重要的因素之一。麻辣烫、烧烤、涮锅等当今流行的食物是消化科医生忌讳的食物。

"热辣辣爽歪歪，很多人吃的就是那个劲儿，嘴上爽了，却全然不顾对胃肠道的刺激和破坏。"一名消化科专家坦言，自己"消受不起"这些美食。

粗茶淡饭最养生。每个人肠道内的消化酶、菌群都有所不同，要根据自己的肠道状况选择合适的食物。有些人吃了玉米、地瓜、麦麸就会腹胀或拉肚子，那么，它就不适合你，饮食中应少吃。胃肠功能不好的人，建议记录饮食日志，将食物和胃肠道症状记下来，可发现哪些食物适合吃，哪些要从食谱里剔除掉，对改善胃肠道功能有帮助。

思：胃肠道能感知我们的情绪

肠道除了负责消化食物，还是人体最大的免疫器官，70%的免疫细胞位于肠黏膜内，而且，肠道也被称为人体第二大脑，我们的情绪与心理状态都会影响肠道的生活和工作节奏。

胃肠道能感知我们的压力和情绪变化，长期不良情绪会造成胃肠功能紊乱。胃肠道和大脑相当于两块主板，胃肠道神经和大脑神经相互交流，如果长期紧张、焦虑、压抑、恼怒，大脑会将这些情绪通过神经传导到胃肠道，使胃肠道抑郁和焦虑，产生一系列不适症状。

一些人由于工作压力过大，过于紧张焦虑，甚至会引起肠易激综合征，顾名思义，就是肠子爱激动，腹痛、腹部不适及排便习惯改变会找上门来。虽然这种疾病的原因与机制还不完全清楚，但唯一可以肯

定的是,情绪会对肠道造成很大影响。

先进行自我情绪调节,如果不起效,再使用药物治疗。先针对胃肠道症状进行功能性调节,如果不行,再求助于精神心理方面的药物。但都要在专业医生的诊断下,分等级、分层次进行治疗。

睡:熬夜剥夺了胃肠道休息的机会

熬夜的成本太高,除了造成免疫力下降、皮肤变差等,肠道也不能幸免。消化酶分泌有早、中、晚周期,晚上是消化酶分泌高峰期。长期黑白颠倒,不规律的饮食和睡眠会打乱消化酶的分泌规律性。经常熬夜的人更易出现肚子胀、消化不良、排便不规律等问题。而且熬夜剥夺了胃肠道休息的机会,甚至会诱发消化性胃溃疡等。

不吃或不按时吃饭,胃酸没有及时被食物中和,过度分泌,会损伤胃黏膜,导致消化性溃疡。尤其是有慢性胃炎或有消化性溃疡病史的人,按时吃饭很重要。如果条件有限,可随身携带苏打饼干,中和一部分胃酸,起到保护胃黏膜的作用。

泻:慢性腹泻超 6 周,排查炎症性肠病

在很多人看来,拉肚子是小病,自己吃点抗菌药就行(事实上,造成腹泻的病因多样,很多不需要吃抗菌药),但若超过 6 周,务必就医,排查是否患有炎症性肠病。炎症性肠病(IBD)包括溃疡性结肠炎和克罗恩病。炎症性肠病发病率不高,但我国人口基数大,且治疗周期长,因此门诊中的患者越来越多。

堵:慢性便秘会伤身

若大便长期滞留肠道内,代谢废物和毒素会被再次吸收,出现精神萎靡、皮肤痤疮、腹胀腹痛等不适,毒素刺激肠壁,还可能导致肿瘤发病率的增高。

便秘常与痔疮、肛门损伤、肠梗阻、肠嵌塞或溃疡、肠道恶性肿瘤等互为因果。

便秘不是大病,一般认为只是一种"症状表现",人们对便秘存在

认知误区：要么不重视，要么滥用泻剂，仅有少数主动就诊。很多患者都会自己想办法解决，找来各种泻药帮忙。但是，用药不当会引发更严重的问题，如：使用刺激性泻药时间过长，一旦再发生便秘，会面临无药可用的窘境；滥用含有蒽醌类的药物如排毒胶囊、减肥茶、果导片等，诱发胃肠黏膜炎症。

由此可见，便秘本身，以及人们对便秘的不科学应对，导致便秘的危害持续迁延。

腌制食品、隔夜菜，离胃癌有多远

晚饭不小心做多了？大多数的人也许会盖上一层保鲜膜，然后放进冰箱，等第二天再吃，而越来越多的"带饭一族"早已习惯吃二次加热的隔夜饭菜。

大家都知道吃隔夜饭菜不健康，一是菜不新鲜，更重要的是隔夜菜中会产生亚硝酸盐，与蛋白质反应后会产生致癌物，增加患胃癌的概率，那么隔夜饭菜离胃癌到底有多远？

隔夜菜产生多少亚硝酸盐

植物的生长必须要有氮肥，在植物将氮转化为氨基酸的过程中，会产生硝酸盐，而植物中的还原酶会将部分硝酸盐转化为亚硝酸盐。因此，不管蔬菜隔夜与否，亚硝酸盐都是存在的。

蔬菜在刚刚加热之后，高温使还原酶失去活性，也杀死了大多数的细菌，这时食用是最为健康的。而做熟的蔬菜更适合细菌生长，即使盖了保鲜膜、放入了冰箱，也会在取用或翻动时使细菌进入，从而使亚硝酸盐的含量又开始增多。

因此隔夜蔬菜是否致癌，要取决于其中亚硝酸盐的含量。一般蔬菜放置冰箱 24 小时后，亚硝酸盐的含量在 7 毫克 / 千克左右。目前，我国对于加工蔬菜的亚硝酸盐含量尚未有明确标准，但如果以酱菜中亚硝酸盐残留不得超过 20 毫克 / 千克的标准来看,隔夜蔬菜要相对健康得多。

与较复杂的蔬菜相比,肉类要简单粗暴许多。如果没有人为加工的话,它们所含的亚硝酸盐是非常低的,所以不必担心隔夜对健康的影响。

隔夜饭菜保存得当可以食用

大家可以采取一些措施减少隔夜菜中的亚硝酸盐含量。

(1) 减少蔬菜的存放时间,增加买菜频率。保存新鲜蔬菜时,最好先洗干净,再封好放入冰箱中。

(2) 蔬菜加热后,尽量少翻动,待其放凉后马上封好放入冰箱,再次食用时要充分加热。

(3) 对于带饭人士,可以选择早上做饭,减少饭菜的存放时间。

因此在此提醒,隔夜饭菜的亚硝酸盐含量的确会增加,但保存得当仍然可以食用。要想降低患胃癌的风险,少吃腌制食品、加工肉类更为重要。

当然,对健康饮食有更高要求的话,最好蔬菜随买随做,烹饪过的蔬菜在当餐就吃完。

给胃肠道减压

请正确地给胃肠道排毒

　　说到排毒这个话题，消化科专家一致认为人在生活中会接触很多对身体不利的东西，是要定期排一下毒，但是不能胡乱排，人体毕竟是一个系统，没那么简单，要是总相信各种广告狂排一通，身体一样会垮掉。

　　人体内的"毒"是怎么产生的？是因为人的整个机体就是处于不断地新陈代谢的动态过程中。吸收、代谢、排泄是机体内各种管道具有的共同特点。如果这些管道的流通受阻，吸收、排泄过程不畅，均可产生"毒"。以消化道为例，消化管道是人体重要的吸收、排泄管道，流通之物如果受阻，就可产生"毒"。毒素不能及时排出体外，而被机体重新吸收，便对人体造成危害。

　　对于如何排毒，可不是吃什么排毒保健药就能解决的，用中医的话说，完善的排毒并不是一排了之，排便只是排毒的初级阶段，真正科学的排毒是排、解、调、补的有机结合。这不是几粒药丸子就解决得了的！

　　对老百姓来说，不需要把排毒设计得那么复杂，不用药物，也不需要借助医护人员和医疗器械，你自己就可以用天天要吃的食物来解决难题。下面介绍几种常用而有效的食物大扫除方法。

　　喝鲜果汁、鲜菜汁。这是自然的人体"清洁剂"，它们进入人体消化系统后，会使血液呈碱性，有助于一些毒素溶解排出体外。像葡萄、苹果、胡萝卜、草莓等,都可以达到良好的效果。

常吃海带。海带里的胶质能促进体内的放射性物质随同大小便排出人体,有很好的抗癌作用。

常喝绿豆汤。绿豆能排毒,可清热解毒祛火,在中医学中是常常用来解多种食物或药物中毒的一味中药。

常喝猪血汤。猪血汤不仅可以排除体内毒素,还有美容的作用。

黑木耳和菌类植物也非常好。黑木耳是"素中之荤",其所含的一种植物胶质,有较强的吸附力,在人体中可把残留在消化系统的灰尘、杂质吸附集中起来排出体外,从而起到清胃、涤肠的作用。黑木耳和菌类植物都有防治心血管病和良好的抗癌作用。

光注意吃还不够,还要注意一些生活方式。比如保持正常的作息

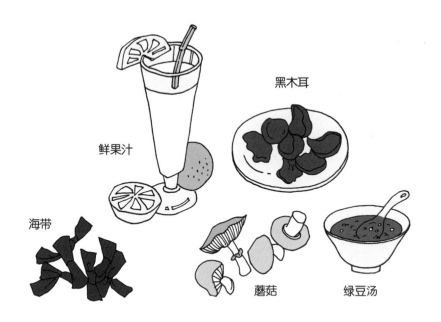

鲜果汁

黑木耳

海带

蘑菇

绿豆汤

食物是帮助排毒的良药。

时间;每周坚持 2~3 次能够令人出汗的运动;平时多喝水;膳食中增加一些高纤维的食物如麦片等。总之,最好的排毒方式就是这样,简单科学的生活,比起任何药物都有效。

警惕一些药物伤了肠胃

医院抢救室的病床上,躺着一位面色苍白,呼吸急促,表情痛苦的年轻人,输液瓶里鲜红的血正在一滴接着一滴输入他的血管,他得了什么病? 原来,这位病人两天前得了感冒,流清涕,鼻塞,一身肌肉酸痛,便到镇上买回一瓶阿司匹林自己治疗。因治病心切,第一次就吃了四片,不久出了一身大汗,感到舒服多了。这时虽已感到上腹有点不适,但以为是老胃病又犯了,没有在意。几个小时后,他又吃了两片阿司匹林,不久,上腹隐隐作痛,随之出现恶心、呕吐。开始吐的是食物,接着就像电影里受内伤的人一样大口大口吐血。家人一看吓坏了,这还得了? 二话不说,赶紧送到医院。经过检查,血红蛋白少得可怜,血压也低得离谱,已经处于休克状态。又经急诊胃镜检查,诊断为出血性胃炎。

医生们经过分析,一致认为发病与服阿司匹林有密切关系。

阿司匹林大家都知道,头疼脑热都会吃上两片症状就会缓解不少。可这几粒小药片怎么威力这么大? 差点把人的小命给夺走了? 其实不光是阿司匹林,很多药对胃都有刺激性。胃炎大家都了解了,是消化系统常见病之一,约有三分之一与服药有关。能引起胃炎的药物大家要特别注意一下,主要有阿司匹林、复方阿司匹林等解热镇痛药;抗风湿药保泰松、吲哚美辛(又名消炎痛);抗菌消炎药磺胺类、红霉素、四环素、呋喃唑酮(又名痢特灵);肾上腺皮质激素类:如地塞米松、泼尼松(又名强的松)、可的松等;其他药物有利血平、洋地黄类等。不过别陷入这样的误区,以为这些药物伤胃就不能吃,其实你只要不吃得很勤、按正常量服用问题不大，但是猛抓一把塞嘴里或者成年累月当饭吃，胃哪里受得了！

一些药物之所以伤胃，大部分原因是它们让胃黏膜受到伤害，比如最常用的阿司匹林，一是直接破坏胃黏膜，再者被吸收后抑制了环氧合酶的活性，使得有胃黏膜保护功效的激素分泌减少，引起胃病。到底会对胃有哪些伤害？胃炎、溃疡、出血、穿孔都有可能。

所以，为了防止药物性胃炎的发生，在服药时，一定要好好咨询医生，按时、按量服用，不能回到家一拍脑袋随意增加剂量或延长服药时间。特别是患过胃炎、溃疡病的人，就要避免服用这些对胃有刺激的药物，比如改用注射药。如果病情要求必须长期服用对胃有刺激的药物，那就得想想办法，同时服复方氢氧化铝（又名胃舒平）、氢氧化铝凝胶等，它们可以保护胃粘膜，把药物伤害降到最低。

偶尔斋戒，给肠胃"放放假"

斋戒是什么？用俗话说，也就是吃素，不吃荤腥。除了一些民族风俗，现在很少有人这样做了。古代人不一样，比我们有个性，就算不是和尚老道，一般在祭祀之前，也要沐浴更衣，不饮酒，不吃荤，以示虔诚。要是现代人到了古代，沐浴更衣之后，哪会老老实实待在家里斋戒，早就开始凑酒局摆长城，"三缺一"，还有一边啃鸭脖子一边斗地主跟着呢！

当然，人都是要有信仰的，斋戒食素，信佛敬神，这也是人的一种信仰。除去其中的迷信成分，认真分析一下，对我们普通百姓来说，偶尔斋戒是有益健康的，特别是有益于胃肠道。吃荤对消化道来说，其实是种加班加点的工作，而吃素呢，恰恰就是给肠道放个"十一长假"。

素斋的食物中最多的就是纤维素，谷、薯、豆、蔬、果等，都是纤维素的藏身之地。都在说纤维素的好处，但到底好在哪里？说得通俗一点,纤维素能让人很快就感到饱,吃一点就饱了,绝对有减肥作用。而且还会转告胃肠多做运动,多蠕动,顺便把一些有毒的宿便带出去。有高脂血症、高血压、糖尿病的人请注意,多吃纤维高的食物,对缓解病情有帮助。

许多大型动物吃肉多,但是它们在冬天会冬眠,这也算给胃肠休整了一下。我们人类没有动物这种本领,别说冬眠,躺在床上不吃不喝待两天,保准饿得精神恍惚。但是我们有意识地给内脏一段时间的休息和调整,让器官劳逸结合,有张有弛,同样会获得类似效果。

不过有一点可得注意,在准备斋饭时,需要考虑各种食品原料和营养的合理搭配,蛋、奶、蔬、果、五谷杂粮,都要精心烹调,还要经常更换调整食谱,才能保证营养均衡全面。

我们鼓励人们偶尔斋戒清理胃肠,但绝不是让大家走极端,如果没有长期斋戒的必要,偶尔斋戒一次最好不要超过三天,否则可能影响膳食平衡。就算长期斋戒,也不是只吃白菜萝卜就能长寿,还要多选择大豆制品(豆腐、豆奶等)等富含营养的食物,只有科学饮食,均衡搭配,才有益人体健康。

4

为胃肠道 "健身"

上班族如何打好肠胃 "保卫战"

　　为什么我们要在这里讨论上班族的肠胃问题？这是因为这个人群最大，因为我们在上班的时候通常会在 20~50 岁之间，而这段时间恰恰经历了肠道情况由好转坏的变化，而且大多数上班族因为工作的缘故并不注意自己的肠胃情况，每天大部分时间坐在办公室里，锻炼身体的时间不多，还总会出外应酬，肠道面临很大的压力。所以，我们必须要打好肠胃的 "保卫战"！怎么做呢？很简单，只要做好四条：合理膳食、坚持锻炼、保持愉悦、合理用药。

　　先要做到膳食结构的平衡合理。一日三餐的饮食应做到粗细搭配，荤素都吃，尤其是要常吃谷类、薯类、豆类、蔬菜瓜果等食物。研究表明，膳食纤维不仅能促进肠道蠕动，加快粪便排出，而且能抑制肠道内有害细菌的活动，加速胆固醇和中性脂肪的排泄，有利于肠道内微生态环境的稳定。这与古代医家提出的 "要想长生，肠中常清" 的道理是一样的。此外，做到进食定时定量，不暴饮暴食，不酗酒，注意饮食卫生等，对保持肠道年轻都至关重要。

　　其次要坚持适度的运动锻炼。可选择自己喜爱的运动项目，并持之以恒参加锻炼，还可常做俯卧撑、揉腹等，有利于增强腹肌，促进肠蠕动，加速粪便排出，使肠道内菌群保持平衡，防止肠道老化。

　　三要保持愉悦的情绪。肠道是人的 "第二大脑"，过度紧张、焦虑、压抑、恼怒等不良情绪，均可导致胃肠道生理功能发生紊乱，引起肠道内微生态环境失衡。现代医学研究发现，多种疾病如慢性胃炎、肠易激综合征、便秘、溃疡性结肠炎和克罗恩病等发病与不良情绪有密切关系。因此，要学会调控和驾驭自己的情绪，保持一颗淡泊宁静的平常心，这对维护肠道内环境的稳定大有裨益。

四要合理用药。时下不少人小病大治，无病吃药，滋补成风，特别是滥用抗生素现象异常普遍，导致肠道内微生态环境恶化，致使疾病蜂起。这难道还不能使我们幡然醒悟吗？

益生菌如何帮我们整治肠道

我们已经知道自己身体的肠道就是一个巨大的细菌库，这里栖息着数以亿计的细菌，种类达500余种，加在一起有约2千克重。这当中，有对人体有害的，称为有害菌；有对人体有益的，称为有益菌；也有介于二者之间的条件致病菌，即在一定条件下导致人体生病的细菌。

当有害菌多了，肠道就会生病，肠道就会变老，肠道年龄也会增加。怎样扭转肠道老化呢？除了要养成好的生活习惯，补充益生菌也很重要。

其实大多数人对益生菌都不再陌生，很多牛奶盒上会标明里面含有益生菌，对人体好。可是到底什么是益生菌？它到底好在哪里？

益生菌其实就是对人体肠道有益细菌，它们包括乳酸杆菌、双歧杆菌、酵母菌等。在人的肠道里保持较多数量的有益菌群，有利于维持身体健康。

保证肠道健康的一个关键因素，就是要维持肠道内的菌群平衡，即肠道中的有益菌要始终保持在一个较高的水平，并抑制各种有害菌的生长和繁殖。人在一生中，从幼年逐步走向衰老，由于不良生活习惯、压力等因素的作用，会促使肠道内有害菌大量繁殖，并抑制有益菌的生长，最终形成益生菌数量不断减少，而有害菌过度繁殖的状况。

这会导致人体的抵抗力减弱,此时,各种疾病很容易乘虚而入。

所以通过补充一些添加了优质益生菌的食品,适当地补充益生菌,会让自己的肠道菌群重新达到平衡状态,对提高机体免疫力也大有帮助。

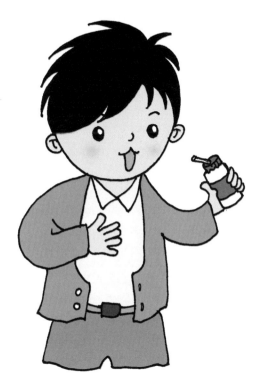

每天按时为肠道按摩

有个病人来找我,说自己肠胃不怎么好,一个月总有几次大便不正常,不是干就是稀,还总咕咕叫。我仔细检查了一番,没发现什么具体的疾病,这很可能是因为之前病人生活习惯不太好,弄得自己的肠道比较敏感,动不动就发生点故障。我给他提了三点意见:第一就是要养成好的饮食习惯,吃得七分饱,别狼吞虎咽;第二就是补充点益生菌,多喝酸奶,把菌群调整过来;第三就是要给自己的肠道按摩。

前两点大家会比较认可,很多医生都会这样建议,但是对于给自己肠道按摩就不太理解了,肠子在肚子里面,你在外面按摩有什么用?我为什么要这样坚持呢,这就是源于自己的经验,就像前文说的那位病人,我敢保证在中国绝大多数人都有这种状态,肠道不明原因就会出点小毛病,不用治疗过几天自己就好了。这就标明自己的肠道也进入亚健康状态了,现在肠道还能勉强维持现状,过不了多久,就会变得更脆弱,然后得病。现在人们运动比以前少得多,特别是上班族,整天坐在办公室,肠道的应激性越变越差。之所以要给肠道按摩就是要让自己的肠道活跃起来。

办法很简单,晚上睡觉前,找点风油精擦在肚脐周围,用手按顺时针方向摩擦腹部,每天做几十次,一直到腹部变热。这个方法很多消化科医生都在用,并不是什么土方法,中医上就有记载这种按摩治疗腹部疾病的方法。绝大多数功能性疾病,通过这种方法都会有疗效,比如消化不良、肠道易激惹综合征、功能性腹泻等。一些病人在坚持按摩腹部一段时间后,经常会发现自己的肠胃"听话"多了,这样简单实用的招数,实在有必要让人们推广下去。

一杯水对肠道的贡献

一杯水对身体有多大贡献?可以毫不夸张地说,它可以让我们至少多活十年。得感冒的人去看医生,医生除了开些药物外,都会提醒病人多喝水,因为喝水可以帮我们把感冒造成身体里的多余垃圾清除掉,起到身体清道夫的作用。作为一个在临床工作多年的老消化科医生,我也经常建议我的病人多喝水,对于肠道来说,一杯水的作用远远大于一些药物。

现在胃肠癌症发病率成直线上升，几乎成了最高发的癌症，夺走了很多人的生命。除了一些疾病如消化性溃疡、萎缩性胃炎、溃疡性结肠炎和息肉等疾病能癌变，我们经常吃进肚子里的各种致癌物质和堆积在肠道里的宿便是最主要的致癌因素。

肠道并不是像镜子一样光滑，它有很多皱褶，这些致癌物质和宿便就堆积在肠道的皱褶里，持续不断地刺激肠道，不得癌症才怪！试着想一下，如果穿一双袜子经常不清洗也不换，你的脚最后会变成什么样？一些汗液和污垢就会让脚变得越来越痒，最后还会得上脚气。肠道也是这个道理，现在人们吃的肉类、腊味和食物中的添加剂越来越多，整个肠道环境就像一个臭袜子一样，你得去清洗才能让肠道好过。肠道不会得脚气，可是会得比脚气严重得多的疾病，别说腹泻便秘这样的小病，再不注意，得癌症一点都不稀奇。

那怎样喝水呢？绝不能每天一股脑喝一大桶水，那样别说对胃肠不好，过不了几天，就可能会水中毒。正确的喝水方式一点都不复杂，就是早起一杯水，睡前一杯水，白天喝 1500~2000 毫升水。养成这样的习惯，便秘也会远离自己，得癌症的机会也会比别人少很多。

说起来，肠道保健其实就是一些很简单却很有效的小招数，一杯水，足以让你受益终生。

呵护胃肠道,做好这 3 点

人们在呵护胃肠道健康时,仍有一些误区,专家提醒人们应牢记以下三点。

第一,膳食平衡最重要。

牢记中国居民膳食宝塔的建议,做到:食物多样,谷类为主,粗细搭配;平时要多吃新鲜的果蔬及薯类;每天都要补充奶类、大豆及其制品等。

第二,膳食纤维不能少。

要想调节肠道菌群的平衡,还须通过补充膳食纤维,因为,膳食纤维到达肠道后,通过酵解可使有益菌增殖,以制衡有害菌。是肠道有益菌的主要来源。能帮助我们打造一个更好的肠道环境。它还具有防止便秘、降低胆固醇、预防肠癌等功效。所以大家平时要有意识地多吃杂粮、薯类和新鲜的蔬菜水果等。

第三,正确选择益生菌产品。

我们强调益生菌要足量,并"活着"到达肠道,因此选择益生菌产品时要注意,它是否能够抵抗具有强力杀菌作用的消化液如胃液和胆汁等,并能以活性状态到达肠道内。目前市场上并不是所有产品都可以做到这一点,所以大家选择时要"火眼金睛"。同时益生菌饮品的冷链也至关重要,在销售运输及储藏中都要低温保存;大家从超市购买到家应及时放入冰箱冷藏,冬天喝时如果觉得太凉,可以在常温下放置一两个小时后再饮用。同样重要的是,大家要注意识别乳酸菌饮料和含乳酸的饮料,前者含有益生菌,后者则只是由奶粉、乳酸、糖等勾兑出来的。

如果你膳食结构很好,能从正常饮食中摄取所需营养;你的生活也很有规律,有好的生活方式,那么益生菌保健食品对你来说就不是必需的。不能把益生菌保健食品当药用,有病还需及时就医。人体调节身体机能,首先应从饮食搭配入手,保证身体营养均衡,而确实需要益生菌保健食品的最好是在医师或营养师的指导下适量服用。

不爱用公筷不利防菌

"不干不净,吃了没病"是很多老人的口头禅。这句话也不是没有道理的,因为胃液酸性很强,能够杀死大部分进入的细菌和真菌,阻止了很多疾病的发生。

但是,虽然胃酸杀死了大部分外来细菌,但总有大难不死的,比如说胃酸无法杀死的幽门螺杆菌。幽门螺杆菌含有一种酶,这种酶能在菌体周围制造保护层,以抵抗胃酸的杀伤。幽门螺杆菌还能牢牢地黏附在胃壁的细胞上,以避免随食物一起被胃排到肠道里去。这为胃炎、胃溃疡、胃癌等疾病埋下了隐患。

防止病从口入,是预防幽门螺杆菌感染的基本要求,因为这种细菌是经口腔进入人体的。有不少婴幼儿感染了幽门螺杆菌就与大人口对口喂食有关。此外,很多"老广"也不习惯使用公筷,这样也使唾液里的细菌有机会通过筷子传播到食物上并相互交叉传染。

当然,除非症状明显,国人们对于幽门螺杆菌感染不需要过度担忧,更不用一见它就必须杀死它。

肠胃不好时，吃这些

●玉米。每根玉米或半杯玉米粒差不多含有 2 克纤维。

●腰豆。腰豆因为样子像人类的肾脏而得名，它含有丰富的纤维，蛋白质和铁。

●黑豆。每杯黑豆都含有 15 克的纤维，以及大约 15 克的蛋白质。

●糙米。大米的口感更好，但是糙米的营养价值显然要高得多，每杯糙米都含有 3.5 克的纤维。

●全麦面包。全麦面包和白面包不同，它维持了这些极具营养又含丰富纤维的原料。

●燕麦粥。燕麦含有葡聚糖，这是一种很特别的纤维，具有很好的降胆固醇作用，同时还可以提升免疫系统功能。

●酸奶。酸奶除含有牛奶的全部营养素外，突出的特点是含有丰富的乳酸菌，能将奶中的乳糖分解为乳酸。对于胃肠道缺乏乳酸酶或喝鲜牛奶容易腹泻的人，可改喝酸奶。

需要提醒的是，肠胃不好最好不要吃凉性的水果，如生梨，柿子，香蕉，菠萝等；一些酸性水果容易引起慢性胃炎的人自觉反酸、不适，对胃溃疡患者也会造成一定的刺激，因此尽量要少吃或不吃，这些酸性水果主要有柿子、石榴、山楂、葡萄等。

喝对茶，能养胃

●红茶。在没吃饭的时候饮用绿茶会感到胃部不舒服，这是因为茶叶中所含的重要物质——茶多酚具有收敛性，对胃有一定的刺激作用，在空腹的情况下刺激性更强。而红茶就不一样了。它是经过发酵烘制而成的，茶多酚在氧化酶的作用下发生酶促氧化反应，含量减少，对胃部的刺激性就随之减小了。另外,这些茶多酚的氧化产物还能够促进人体消化,因此红茶不仅不会伤胃,反而能够养胃。经常饮用加糖的红茶,加牛奶的红茶,能消炎,保护胃黏膜。

●普洱茶。普洱茶茶性温和,不伤胃。现代人身处紧张、压力大的生活模式,胃疾普遍,气血偏虚,食不正常。普洱茶易冲耐泡,操作平易随和。陈化得宜的普洱茶,不苦不涩,即使久浸亦能入喉。

●桂花茶。中医认为,桂花有很好的药用价值。古人说桂为百药之长,所以用桂花酿制的酒能达到"饮之寿千岁"的功效。桂花性温、味辛,入肺、大肠经,煎汤、泡茶或浸酒内服,有温中散寒、暖胃止痛、化痰散淤的作用,对食欲不振、痰饮咳喘、痔疮、痢疾、经闭腹痛有一定疗效。因此,脾胃虚寒及脾胃功能较弱的人可以适当喝桂花茶温胃。